オールカラー

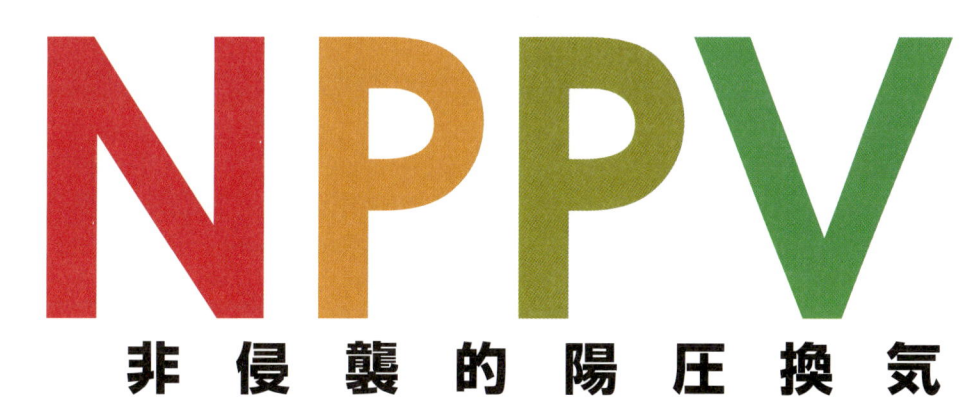

誰でもわかる
NPPV
非侵襲的陽圧換気

編集 濱本実也
医学監修 長谷川隆一

照林社

■ 編集

濱本　実也	公立陶生病院集中治療室看護師長 集中ケア認定看護師

■ 医学監修

長谷川隆一	独協医科大学埼玉医療センター 集中治療科 学内教授

■ 執筆（五十音順）

秋江　和香	公立陶生病院地域医療部在宅医療室
伊藤さやか	公立陶生病院臨床工学部
伊東　裕子	公立陶生病院看護局
大橋　嘉代	公立陶生病院地域医療部在宅医療室
小野　薫	公立陶生病院地域医療部在宅医療室看護師長
久保田有美	公立陶生病院地域医療部在宅医療室
小島　佳子	元・公立陶生病院看護局
小山　昌利	公立陶生病院臨床工学部主任
武田　知子	公立陶生病院地域医療部在宅医療室
谷口　奈穂	公立陶生病院看護局
春田　良雄	公立陶生病院臨床工学部技師長
濱本　実也	公立陶生病院集中治療室看護師長／集中ケア認定看護師
平澤　純	公立陶生病院中央リハビリテーション部主任
福家　寛樹	公立陶生病院看護局
星野美穂子	公立陶生病院地域医療部在宅医療室
吉野香代子	元・公立陶生病院看護局／3学会合同呼吸療法認定士
堀口　敦史	公立陶生病院臨床工学部主任
横山　俊樹	公立陶生病院呼吸器・アレルギー疾患内科部長
渡邉　文子	公立陶生病院中央リハビリテーション部主任

はじめに

　NPPVが日本で普及してから、医療の現場は大きく変わりました。これまで人工呼吸器を装着して鎮静をかけられて身動きひとつしなかった重症心不全の患者が、NPPVを装着してテレビを見ながら食事をする、そんな風景が当たり前になりつつあります。一方、この医療の成果は、管理する医療者のスキルに大きく依存していると言われています。つまり、管理する医療スタッフの技術力や判断力が、NPPVの成功を支えているというわけです。

　なるほど、このことは治療成績を見るまでもなく、患者の日常生活からも伺うことができます。例えば「A看護師はマスクフィッティングが上手で、発赤もつくらない」「NPPV導入のときにB理学療法士がいると、導入がスムーズ」「C看護師のときには、患者が協力的で意欲的」などなど。これらの事実は、私たちの目標や自信になる一方で、大きな悩みにもなります。「もっと、NPPVを理解したい」「もっと、合併症を防ぐ技術を身につけたい」「もっと、在宅への不安を軽減したい」そんな気持ちに答える一冊を目指し、本書を作りました。

　NPPVの管理の質を向上させるには、「適応の判断」「機器の操作とトラブル対応」「合併症の予防」「緊急対応」そして退院後の生活も見据えた「生活支援と指導」など、幅広い知識が必要となります。本書は、はじめてNPPVを学ぶ方、NPPVを指導する立場の方が、これらの知識と技術、管理上のポイントを広く学べるよう、基礎から応用までをコンパクトにまとめました。また、Q&Aとして、臨床でのさまざまな疑問や、在宅で実際に患者・家族が直面する問題などを紹介しています。「NPPV管理で大事なことを、まるごと全部伝えたい」そう思い、各領域の最前線で治療・ケア・管理を行っているスタッフに執筆をお願いしました。

　本書が、NPPVの普及や安全管理を支える、そして患者の生活の質を向上させる一助になることを期待しています。

　最後に、本書の刊行にあたり、多忙ななか執筆くださった皆様に感謝するとともに、企画、撮影、編集作業から刊行まで、辛抱強くかつ丁寧に対応してくださった照林社の藤井歩氏に御礼申し上げます。

2014年7月

濱本実也

目次

Part I NPPVって何？

- NPPVってどんなもの？ ……………………………… 横山俊樹　2
- NPPVのしくみを理解 ………………………………… 堀口敦史　6
- [もっと知りたいQ&A] 疾患別の適応と効果 …………… 横山俊樹　8

Part II NPPV準備
「安心」「安全」「あわてない」ためのポイント

- 見ればわかる！ 設置から開始までの手順 ………… 堀口敦史　14
- 画面の見方 …………………………………………… 堀口敦史　24
- [もっと知りたいQ&A] 緊急対応のための準備 ………… 小島佳子　27

Part III NPPV導入
「説明」と「マスクフィッティング」が成功のカギ

- うまくいくNPPV導入のポイント …………………… 福家寛樹　32
- どう選ぶ？ マスク選択の秘訣 ……………………… 福家寛樹　34
- どうする？ マスクフィッティング ………………… 福家寛樹　36
- [もっと知りたいQ&A] スムーズな導入テクニック …… 福家寛樹　39
- [もっと知りたいQ&A] マスクフィッティングのコツ … 渡邉文子　41

Part IV NPPV設定
グラフィックの意味がわかると見方が変わる

- 換気モードとグラフィックの見方 ……………………………… 小山昌利　44
- グラフィック波形からわかること ……………………………… 小山昌利　52
- もっと知りたいQ&A 設定を変更する理由 ……………………………… 小山昌利　56

Part V NPPV実施
看護師の管理とケアが継続のカギ

- チェックリストに基づくNPPV管理のポイント ……………………… 62
  - ココを必ずチェック ① 本体周囲の確認 ……………………… 伊東裕子／濱本実也　64
  - ココを必ずチェック ② 回路周辺の確認 ……………………… 伊東裕子／濱本実也　66
  - ココを必ずチェック ③ 設定の確認 ……………………………… 伊東裕子／濱本実也　69
  - ココを必ずチェック ④ アラーム設定の確認と対応 ……… 伊東裕子／濱本実也　72
  - ココを必ずチェック ⑤ モニタリング（患者数値） ……… 伊東裕子／濱本実也　75
- NPPV装着中の看護のポイント ………………………………… 谷口奈穂　82
  合併症を起こさない！ 予防とケア
- 急性期NPPV装着患者のリハビリテーション ………… 平澤純／渡邉文子　89
- もっと知りたいQ&A NPPV装着中に"よくやるケア"の注意点 ………… 小島佳子　92
- もっと知りたいQ&A NPPVトラブルシューティング ………………… 伊藤さやか　94

v

Part VI つなげよう在宅NPPV

- ■ 在宅NPPV装置の特徴 ……………………… 春田良雄　100
- ■ 在宅NPPV患者の特徴 ……………………… 春田良雄　106
- ■ これだけおさえて！在宅NPPV導入の援助　小島佳子／吉野香代子　108
- ■ もっと知りたいQ&A 在宅NPPVで困ること・悩むこと ………… 115
  - ● 物品のギモン ……………… 武田知子／秋江和香／久保田有美／小野薫　115
  - ● 洗浄のギモン ……………… 武田知子／秋江和香／久保田有美／小野薫　116
  - ● 加湿のギモン ……………… 武田知子／秋江和香／久保田有美／小野薫　118
  - ● 日常生活のギモン ………… 武田知子／秋江和香／久保田有美／小野薫　118
  - ● トラブル対応のギモン …………… 星野美穂子／大橋嘉代／小野薫　119
  - ● その他のギモン …………… 武田知子／秋江和香／久保田有美／小野薫　123

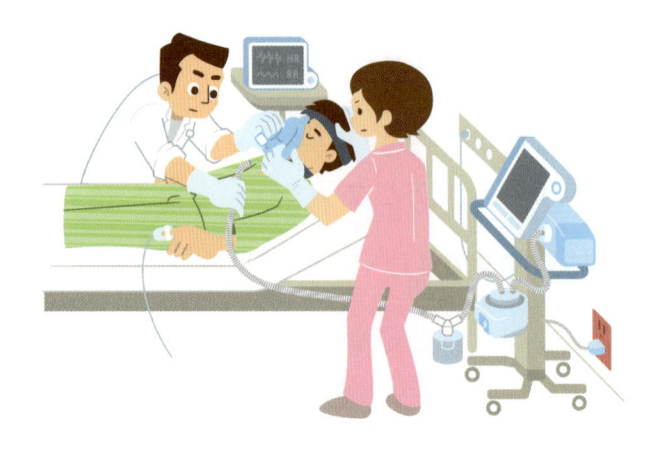

資料

- **肺機能検査**　124
- **NPPV関連の略語**　125
- **NPPV関連の主な用語** 　127

- **索引** 　130

Column 目次

- 睡眠時無呼吸症候群とNPPV　12
- オンディーヌの呪い　22
- トラブルに強くなる！ シミュレーション・トレーニング　30
- 「呼吸回数」の重要性　42
- NPPVは、呼吸・循環にどのように影響する？　59
- NPPVは人工呼吸器の離脱をサポートできる？　60
- 高濃度酸素による害　68
- PADガイドライン　80
- NPPVを離脱するときのチェックポイントは？　93
- ネーザルハイフローって、何？　98
- メーカーによる設定項目表現の違い　104
- HST：在宅(ケア)サポートチーム　107

装丁：関原直子
表紙イラスト：フクイヒロシ
本文イラスト：フクイヒロシ、村上寛人
本文デザイン・DTP：レディバード
写真撮影：中込浩一郎

本書の特徴と構成

- 本書は、近年増えてきたNPPV（非侵襲的陽圧換気）の管理とケアを、わかりやすくビジュアルにまとめた実践書です。NPPVのしくみから、準備、導入、設定、実施時の管理とケア、在宅への移行に至る一連のながれを、この1冊で把握できるように構成しました。
- なかでも、Part Vでは、「チェックリスト」に基づいて、管理・ケアのポイントをていねいに解説。基本的な手順から、難しい患者に対する導入のテクニックまでを、わかりやすくまとめています。
- キーワードや、ワンポイントアドバイスなど、実践で役立つ臨床知も満載。また、"こんなとき、どうすれば…？"といった悩みにお答えできるよう、Q&Aも収載していますので、お役立てください。

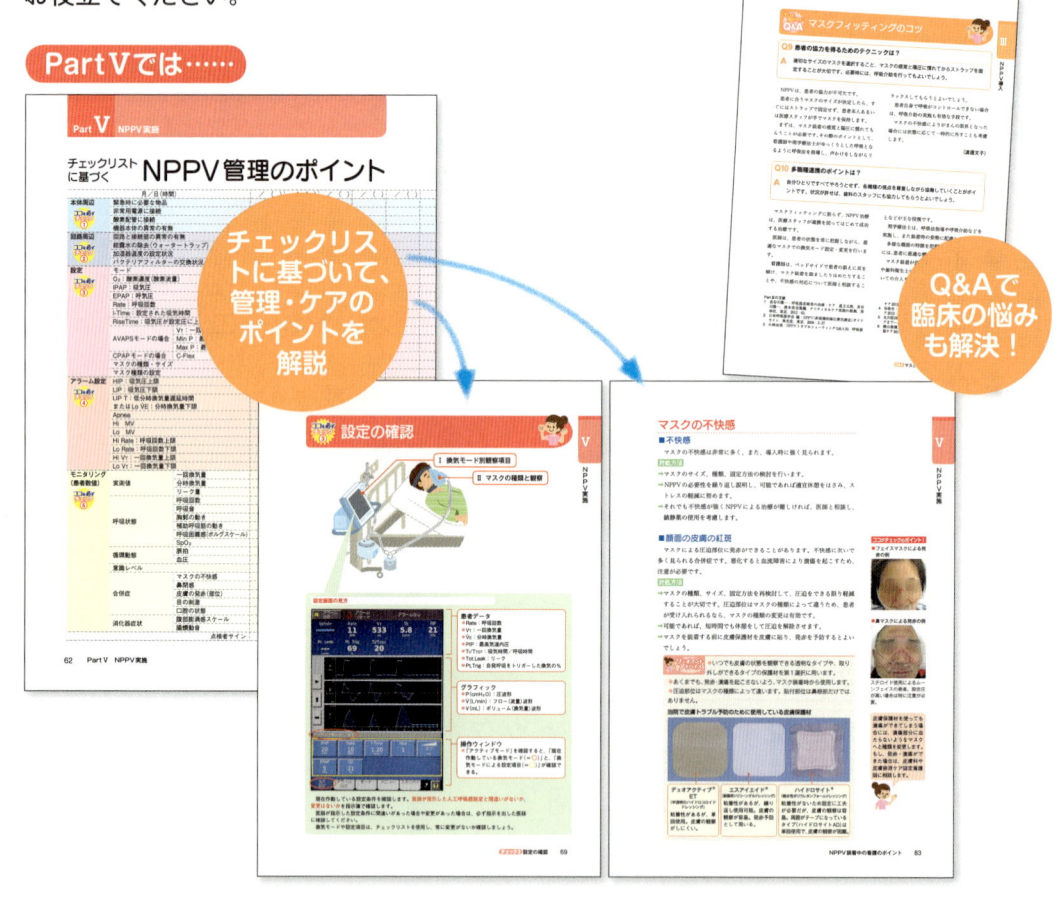

Part Vでは……

チェックリストに基づいて、管理・ケアのポイントを解説

Q&Aで臨床の悩みも解決！

- 本書で紹介している治療・ケア方法などは、各執筆者が臨床例をもとに展開しています。実践により得られた方法を普遍化すべく努力していますが、万一本書の記載内容によって不測の事故等が起こった場合、編者、著者、出版社はその責を負いかねますことをご了承ください。なお、本書掲載の写真は臨床例のなかから、患者本人・ご家族の同意を得て使用しています。
- 本書に記載されている薬剤・機器等の選択・使用方法については、出版時最新のものです。ただし、NPPVをはじめとする人工呼吸器は各病院によって使用している種類が異なること、また旧来の機器を使用されている場合もありますので、使用等にあたっては取扱い説明書、薬剤においては添付文書を必ずご確認ください。

Part I

NPPVって何？

- ■ NPPVってどんなもの？
- ■ NPPVのしくみを理解
- ■ もっと知りたいQ&A 疾患別の適応と効果

NPPVを学ぶなら、まずは「NPPVのメリットや注意点」などの基本的なことを押さえたい。けれど、ちょっと難しい知識が必要なことも…。
PartⅠでは、NPPVを使用するうえで知っておきたい基礎知識に加え、疾患による特殊性など、臨床で大事な知識をピックアップしてまとめました。

Part I　NPPVって何？

NPPVってどんなもの？

> **理解のポイント**
> - NPPVは、気管挿管を行わず、マスクで呼吸を補助する人工呼吸器である。
> - 「気管挿管しないこと」は、NPPV最大の"メリット"であり、同時に、最大の"デメリット"でもある。
> - 現在、NPPVがよく用いられているのは、COPDと心原性肺水腫であり、条件によっては気管支喘息に対しても有効とされている。

　NPPV（non-invasive positive pressure ventilation）は、非侵襲的陽圧換気です。非侵襲とは、気管挿管をせずに人工呼吸管理を行うことであり、患者にまったく侵襲がないということではありません。
　気管挿管をしない代わりに、専用の密着型マスクを使用します。マスクは弾性のあるストラップで顔面に固定されますが、着脱は比較的容易です。

NPPVの歴史

　NPPVが発展するようになったのは、1980年代に睡眠呼吸障害がクローズアップされてからです。鼻マスクによるCPAPが閉塞性睡眠時無呼吸症候群に対して使用可能となり、陽圧によって気道確保ができることが知られるようになりました。その結果、さまざまな呼吸器疾患に対する有効性が期待され、1980年代より安定期のCOPDに対するNPPVが試みられるようになりました。1990年代になると、COPDでは急性増悪時の呼吸管理としてNPPVの効果について複数のRCTにおいて有効性が示されるようになり[1-3]、徐々に活躍の場を広げていきました。
　1980年代のNPPVマスクは、蘇生用マスクを通常の気管挿管用の陽圧式人工呼吸器に接続し、ゴムベルトなどで顔面に密着させたものでした（図1）。しかし、当時の気管挿管用の陽圧式人工呼吸器はリーク補正機能が十分でなかったために、十分なトリガーや換気量を確保できず、非常に不安定でした。
　1990年代、マスクからエアリークが起こることを前提とした画期的なNPPV専用機BiPAP S/T 30（レスピロニクス社、図2）が開発されました。さらに、1996年に登場したその後継機種BiPAP Vision（レスピロニクス社、図3）は、吸入酸素濃度の設定やグラフィックモニターの表示など、急性呼吸不全の管理においても十分な能力を発揮する機種となりました。

KEY WORD

■ 睡眠時無呼吸症候群
（sleep apnea syndrome：SAS）：夜間に無呼吸と睡眠障害を繰り返した結果、日中傾眠など種々の症状を呈する睡眠呼吸障害の総称。

■ CPAPの機器

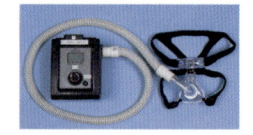

■ COPD
（chronic obstructive pulmonary disease：慢性閉塞性肺疾患）：喫煙など有毒な粒子やガスの吸入によって生じた肺の炎症により、進行性の気流制限を呈する疾患。肺気腫、慢性気管支炎が含まれる。

■ RCT（randomized controlled trial）：無作為比較試験。ランダム化比較試験ともいう。

図1　黎明期のNPPVマスク　　図2　BiPAP S/T 30　　図3　BiPAP Vision

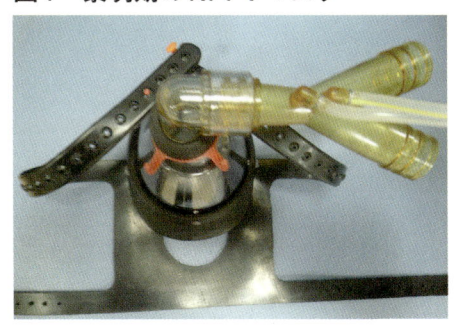

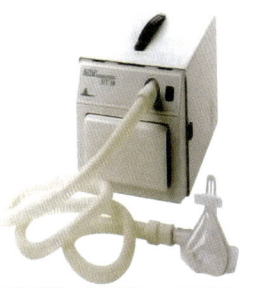

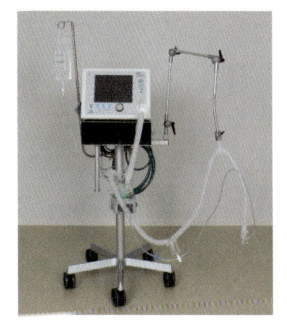

（写真提供：レスピロニクス社）

表1　NPPVの利点と欠点

利点	欠点
● 挿管手技に伴う危険・合併症を回避できる ● 会話が可能 ● 食事が可能 ● 鎮静薬の量を減らすことができる ● 陽圧換気開始、または中断が容易 ● 感染の機会を減らすことができる	● 気道と食道が分離されていない ● 高い気道内圧がかけられない ● マスクの顔面圧迫による発赤、潰瘍の形成 ● 患者の協力が必要

　これらNPPV専用機の発展とともに、COPD急性増悪だけでなく、さらに心原性肺水腫や免疫不全など、各種の疾患において有効性が証明されるようになってきています。

NPPVのメリットは？

　NPPVのメリット・デメリットを**表1**に示します。大雑把にいってしまえば、NPPV最大のメリットは「気管挿管をしないこと」であり、NPPV最大のデメリットも「気管挿管をしないこと（気道確保が行われていないこと）」です。

　気管挿管では、確実に呼吸を管理するための肺へのルート確保ができます。つまり、確実な気道確保が可能なのです。

　その一方で、挿管チューブは、生体にとって異物となりますから、人工呼吸器関連肺炎を代表とする感染症の合併が起こり得ます。さらに、異物を気道内に留置することで生じる不快感を緩和するためには、鎮痛・鎮静が必要となります。当然、鎮痛・鎮静薬の増量によるデメリットとして、深鎮静に伴うADLの低下や反射の低下なども起こります。

KEY WORD

■ **人工呼吸器関連肺炎**：人工呼吸を開始して48時間以降に、新しく発症する肺炎。VAP（ventilator associated pneumonia）ともいう。

どんな患者に使用する？

NPPVは人工呼吸器ですから、呼吸状態の悪い患者に使用します。では、呼吸状態が悪いとはどんな状態のことを示すでしょうか？

■呼吸不全とは？

呼吸不全とは、何らかの身体疾患により呼吸状態が悪化し、PaO_2 60 Torr以下の低酸素血症を呈する状態をいいます。

呼吸不全は、経過によって急性と慢性に、さらに病態によってⅠ型（高二酸化炭素血症を伴わないもの）とⅡ型（高二酸化炭素血症を伴うもの）に分かれます。

このうち、慢性Ⅰ型呼吸不全に対してNPPVが用いられることはきわめてまれですが、残りの3つについては適応が検討されます。それぞれガイドラインで提示されている一般的なNPPV導入基準を概説します。

1．急性Ⅰ型呼吸不全に対するNPPV

急性呼吸不全の病態はさまざまですが、大きく心不全とそれ以外のⅠ型呼吸不全に分けられます。

心不全においてはNPPVの効果自体が病態を改善させますので、より積極的な導入が望まれます。

一方、心不全以外のⅠ型呼吸不全では、NPPV自体はあくまでその時点での酸素化を維持することが主目的になり、結果的に気管挿管を回避できることが目標になります。

いずれの場合でも、通常の酸素投与に反応しない、もしくは呼吸困難が改善しない状態が適応基準となります。「通常の酸素投与」に関する明確な基準はありませんが、各施設においてNPPVの習熟度に応じた基準を設定すべきです。

2．急性Ⅱ型呼吸不全に対するNPPV

一般的なNPPV導入基準を**表2**に示します。この基準は、COPD増悪を対象としたものですが、その他のⅡ型呼吸不全を呈する疾患にも応用されます。

また、適応を満たしていない状態でも、比較的症状が強い場合は、早期に導入することがあります。

3．慢性Ⅱ型呼吸不全に対するNPPV

一般的なNPPV導入基準を**表3**に示します。十分なエビデンスが確立されていない領域であり、必ずしも患者の症状や予後を改善しない可能性もありますから、導入後、短期での患者の満足度や症状の変化を再評価する

KEY WORD

- PaO_2(arterial oxygen partial pressure：動脈血酸素分圧)：肺の血液酸素化能力を示す。

- **Ⅰ型呼吸不全**：PaO_2が60 Torr以下で、$PaCO_2$（動脈血二酸化炭素分圧）が45 Torrを超えないもの。酸素化障害が生じる。

- **Ⅱ型呼吸不全**：PaO_2が60 Torr以下で、$PaCO_2$が45 Torrを超えたもの。酸素化障害に加えて換気障害が生じる。

ワンポイントアドバイス

当院におけるNPPV導入基準

● 経鼻カヌラで5～6L/分以上の酸素投与を要する場合、もしくは、それ以下でも頻呼吸や強い呼吸困難を伴う場合には、積極的にNPPVを導入しています。

表2 急性Ⅱ型呼吸不全のNPPV導入基準

選択基準 (2項目以上該当)	● 呼吸補助筋の使用と奇異性呼吸を伴う呼吸困難 ● pH＜7.35かつPaCO₂＞45Torrを満たす呼吸性アシドーシス ● 呼吸回数＞25回/分
除外基準 (いずれか1項目が該当)	● 呼吸停止、極端に呼吸循環状態が不安定な患者 ● 患者の協力が得られない場合 ● 何らかの気道確保が必要な場合 ● 頭部・顔面もしくは胃・食道の手術の実施 ● 頭蓋顔面に外傷あるいは火傷がある場合

Pauwels RA, Buist AS, Calverley PM, et al. Global strategy for the diagnosis, management, and prevention of chronic obstructive pulmonary disease. NHLBI/WHO Global Initiative for Chronic Obstructive Lung Disease(GOLD)Workshop summary. Am J Respir Crit Care Med 2001；163：1256-1276.

表3 慢性Ⅱ型呼吸不全のNPPV導入基準

①あるいは②に示すような自・他覚症状があり、③の(a)から(c)のいずれかを満たす場合

① 呼吸困難感、起床時の頭痛・頭重感、過度の眠気などの自覚症状がある。
② 体重増加・頸動脈怒張・下肢の浮腫などの肺性心の徴候
③ (a) PaCO₂ 55Torr 以上
　 (b) PaCO₂ 55Torr 未満であるが、夜間の低換気による低酸素血症を認める症例
　 (c) 安定期のPaCO₂ 55Torr 未満であるが、高二酸化炭素血症を伴う増悪入院を繰り返す症例

日本呼吸器学会NPPVガイドライン作成委員会編：NPPV(非侵襲的陽圧換気療法)ガイドライン．南江堂，東京，2006：73. より許諾を得て改変し転載

表4 一般的なNPPVの禁忌

- 非協力的で不穏な場合
- 気道が確保できない場合
- 呼吸停止、昏睡、意識状態が悪い場合
- 循環動態が不安定な場合
- 自発呼吸のない状態での換気が必要な場合
- 最近の腹部・食道手術後の場合
- 顔面の火傷、外傷、手術や解剖学的異常でマスクがフィットしない場合
- 2つ以上の臓器不全がある場合
- 心筋梗塞が起こりつつある場合、不安定狭心症の場合
- 咳反射がない、または弱い場合
- ドレナージされていない気胸がある場合
- 嘔吐や腸管の閉塞、アクティブな消化管出血がある場合
- 大量の気道分泌物がある、または排痰できない場合

日本呼吸器学会NPPVガイドライン作成委員会編：NPPV(非侵襲的陽圧換気療法)ガイドライン．南江堂，東京，2006：3. より許諾を得て転載

ことが重要です。

さらに、導入後は長期にわたっての管理が必要となりますので、患者や家族とよく相談して行うことも重要です。

■NPPVの適応除外とは？

一般的にNPPV適応除外といわれる基準を**表4**に示します。

しかし、実際に禁忌と考えてよいのは、すでに心肺停止状態である場合、マスク装着ができない場合(顔面の形態や損傷など)、気道確保ができていない場合(窒息など)など、NPPVがまったく効かない状態もしくは不可能な状態です。それ以外の項目の多くは相対的な除外基準と考え、各施設・医療スタッフの習熟度や患者への必要性に応じて症例ごとに判断すべきです。

ただし、これらの相対的な除外基準に当てはまる症例では、NPPVの成功率が下がり、また各種合併症のリスクも高くなりますので、NPPVは最大限慎重に行うべきだと思われます。

（横山俊樹）

Part I　NPPVって何？

NPPVのしくみを理解

> **理解のポイント**
> - 急性期には、グラフィックモニターが搭載されているNPPV装置が用いられる。
> - NPPV装置から送気される空気は「大気＋高圧酸素」であるため、機器からの送気口にバクテリアフィルターを装着するのが望ましい。
> - NPPVの場合、マスクの隙間や呼気ポートからのリークは、必ず生じる。

急性期に使用するNPPV装置

急性期には、酸素濃度を正確に設定でき、治療中に気道内圧や吸気・呼気フロー、換気量などを経時的に観察できるグラフィックモニターを搭載しているNPPV装置を使用します。

代表的な装置には、BiPAP Vision（バイパップ ビジョン）、V60、Carina（カリーナ）があります（**表1**）。

KEY WORD
■ **グラフィック**：患者の呼吸状態を波形で示すもの。波形の形から、病態や状態を評価することができる（→p.44）。

NPPV用人工呼吸器の構造（図1）[4]

NPPV用人工呼吸器は、一般の人工呼吸器と異なります。

圧縮空気を必要としません。なぜなら、吸気口（装置の背面などにある）から空気を取り込み、装置内部のブロワーで高流量の空気の流れを作り出

図1　NPPVの内部構造（V60の場合）

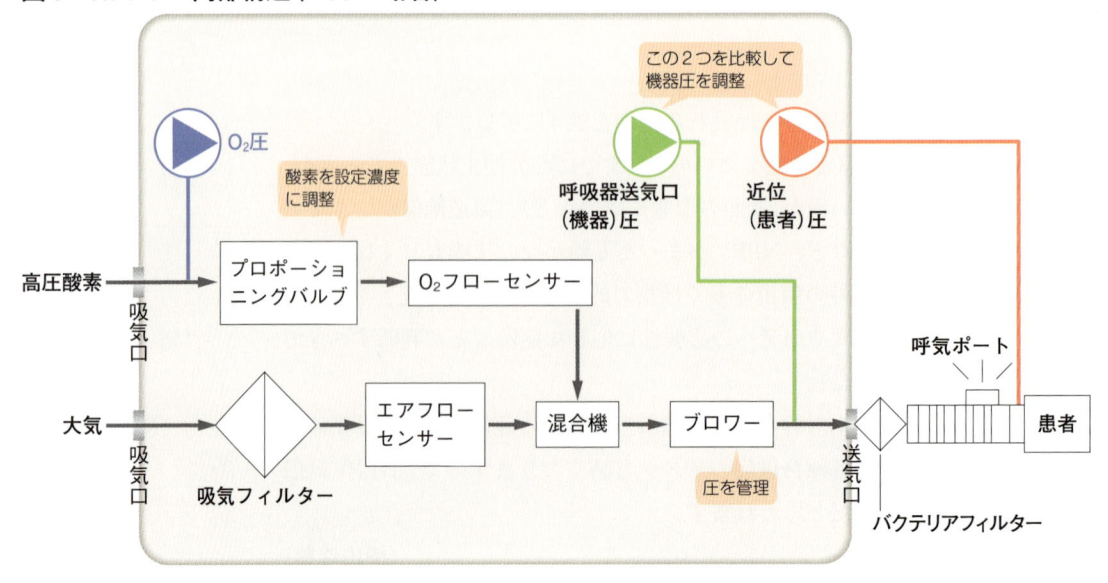

しているからです。作り出された空気の流れは、圧力制御弁で圧力を調整された後、機器からの送気口を経てマスクに送られます。

NPPV療法では、マスクの隙間や呼気ポートから必ずリークが生じます。高流量の空気の流れは、そのリークを補正するために必要です。ほとんどの装置では、1分間に150〜200Lの空気の流れ（ピークフロー）を作り出すことができます。

大気中の空気を使用するため、装置の吸気口にフィルターが付属しています。しかし、それだけでは、すべての埃（ほこり）やバクテリアを除去することができないため、機器からの送気口にバクテリアフィルターを装着することが望ましいです。

（堀口敦史）

> **ワンポイントアドバイス**
> ●装置の吸気口に付属しているフィルターは、機器の内部にあります（→p.97）。

表1　急性期で使用するNPPV装置

製品名	BiPAP Vision（フィリップスレスピロニクス社）	V60（フィリップスレスピロニクス社）	Carina（ドレーゲルメディカル社）
	●呼吸パターンやリークの変化に対し、呼吸ごとに複数のトリガーシステムから最適なトリガーを選択し、常に最適な感度を自動調整して、患者との同調性を高めている。 ●モニターが白黒で英語表記のみなので、視認性がよいとはいえない。 ●バッテリーを内蔵していないので移動時に継続使用できない。	●BiPAPVisionの後継機種。トリガー機能が更新され、より適確に呼吸をサポートできるようになった。 ●モニターは、カラーで日本語表記になり、視認性が改善された。 ●内蔵バッテリーを搭載しており、最大6時間の作動が可能。 ●患者がNPPVを受け入れやすく、長く続けられるように考えられた2つの新機能がある。 ①Ramp：吸気圧に違和感がある患者へ有効 ②C-Flex：息を吐きづらい患者へ有効（→p.51）	●自動リーク補正に加え、オートサイクルが発生しにくいトリガーやフロー制御機能により、患者の不快感が軽減される。 ●モニターはカラーで日本語表記。 ●バッテリーを内蔵しており、最大で60分の作動が可能。
駆動方法	ブロワー	ブロワー	ブロワー
モード	CPAP、S/T、PAV/T	CPAP、S/T、PCV、AVAPS	VC-SIMV、PC BIPAP、PC-AC、SPN-CPAP/PS、SPN-PS VG（Evitaシリーズなど集中治療用人工呼吸器と同じ換気モード・パラメータで設定できる）
対象	成人／小児（10kg以上）	成人／小児（20kg以上）	一回換気量100mL以上の患者
補正機能	リーク補正	リーク補正	リーク補正
バッテリー	×	6時間	1時間
トリガー機構	Auto-Trak（ボリューム＋シェイプ）		フロー＋フロー波形＋圧

もっと知りたいQ&A　疾患別の適応と効果

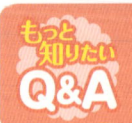

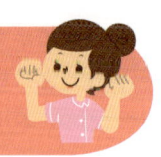

Q1　どんな疾患にNPPVが有効ですか？

A COPDと心原性肺水腫、条件によっては気管支喘息にも有効です。
肺炎／ARDSに対しては、まだ十分にコンセンサスがとれていません。

一般的にガイドラインで提示されているNPPVの有効性についてのエビデンスを表1に示します。

■COPD…有効性は高い

COPD増悪は、NPPVを用いる疾患のなかで、最も有効性の高い疾患の1つといえます。

これまでにさまざまなRCTが行われてきていますが、その多くでNPPVの有効性が示されており、COPD増悪に対するNPPVの成功率は80〜85%とされています[5-8]。

COPDにおけるNPPV導入の実際

COPD増悪では、気道の攣縮や分泌物の増加によりair trapping[*1]が増大するため、内因性PEEP[*2]が増加した状態になります。NPPVを用いることで、外部からPEEPをかけて呼吸仕事量を軽減する効果と、陽圧の換気補助を行うことで換気量を増大させる効果が得られます。

COPD増悪ではⅡ型呼吸不全を呈することが多いので、一般的には圧補助が可能なモードで行われます。圧補助は、開始直後は低め（4〜8cmH$_2$O程度）から開始し、換気量やPaCO$_2$値を見ながら徐々に圧を上げていきます。

ワンポイントアドバイス

- COPD増悪では、NPPVの有効性が高いため、重症度の高い状態でも使用される場合があります。特に高齢者が多い疾患ですので、NPPVを最終・最大の呼吸管理方法とすることも、まれではありません。
- 重篤な呼吸性アシドーシス[*3]や意識障害患者に対するNPPVの危険性は非常に高いので推奨されないものの、やむを得ずNPPV管理をすることがあります。そうした場合には、特に気道の確保と分泌物の管理が重要です。特に気道を確保するような頭頸部のポジションが重要なので、適宜、肩枕などを併用します。
- ただし、リスクの高い状態であることは間違いないので、意識障害や高度の呼吸性アシドーシス下のNPPVは、十分な説明のうえでICUで行うなど最大限慎重を期すべきです。

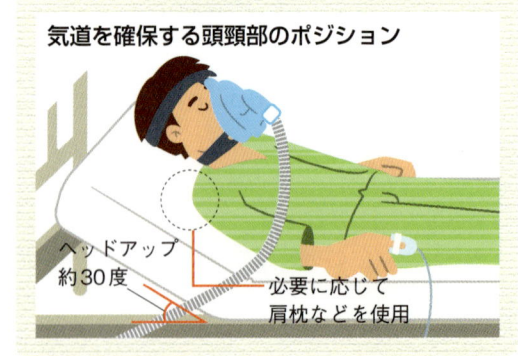

気道を確保する頭頸部のポジション

ヘッドアップ約30度
必要に応じて肩枕などを使用

[*1] **air trapping**：呼気を吐き出せず、肺胞内に空気が溜まった状態。COPDの増悪期は慢性的な気道閉塞状態であり、そこに感染などが加わることで、分泌物の増加・気管支の攣縮が生じて気道閉塞が進行することで生じる。
[*2] **内因性PEEP**：air trappingによって肺が過膨張となり、呼気終末でも肺内に陽圧が残った状態。呼吸困難、呼吸仕事量の増加、呼吸筋疲労による換気量低下の原因となる。
[*3] **呼吸性アシドーシス**：呼吸不全により二酸化炭素が過剰に蓄積することで、体内（動脈血pH）が酸性に傾いた状態。

表1　主要疾患に対するNPPVの推奨度とエビデンスレベル

疾患	推奨度	エビデンスレベル
急性呼吸不全		
COPD急性増悪	A	I
心原性肺水腫	A	I
免疫不全に伴う急性呼吸不全（成人）	A	II
肺結核後遺症の急性増悪	A	IV
人工呼吸器離脱に対する支援	B（COPD以外はC）	II
喘息	B（経験がなければC）	II
胸郭損傷	B（未習熟ならばC）	III
重症肺炎（COPD）	B	II
重症肺炎（COPD以外）	C	IV
間質性肺炎	C	V
慢性呼吸不全		
肥満低換気症候群	A	I
慢性心不全におけるチェーンストークス呼吸	B	II
神経筋疾患	B	II
COPD（慢性期）	C	II
拘束性換気障害	C	IV

KEY WORD

■推奨度
A：行うことを強く推奨する
B：行うことを推奨する
C：推奨する根拠がはっきりしない

■エビデンスレベル
I：システマティックレビュー、メタアナリシス
II：1つ以上のランダム化比較試験
III：非ランダム化比較試験による
IV：分析疫学的研究
V：記述研究
VI：専門委員会や専門家個人の意見

＊推奨度とエビデンスレベルは下記文献を参考に作成
日本呼吸器学会NPPVガイドライン作成委員会編：NPPV（非侵襲的陽圧換気療法）ガイドライン．南江堂，東京，2006：34-86．

■心原性肺水腫…有効性は高い

　心原性肺水腫とは、うっ血性心不全により発症した肺水腫病態のことを指します。

　COPDと並んでNPPVの高い有効性が証明されているのが、この心原性肺水腫です[9-11]。

心原性肺水腫におけるNPPV導入の実際

　心原性肺水腫は、左心機能低下により左房圧が上昇し、肺の血管床においてうっ血が生じることで引き起こされます。

　NPPVの効果は、酸素化を改善するだけではありません。PEEPによる陽圧効果によって胸腔内圧が上昇し、胸腔に流入する静脈圧が上昇するため、心臓の前負荷を軽減する効果もあります。NPPVが有効な場合は、開始後1時間以内にすみやかに効果（呼吸困難の緩和や頻呼吸の改善など）が表れることが多いです。

　心原性肺水腫におけるNPPV導入は、より早期に行うべきです。一般に心原性肺水腫に対してのNPPVはCPAPモードが用いられます。通常は低めのCPAP（4～6cmH$_2$O程度）から開始し、循環動態や自覚症状を見ながら圧を上げていきます。二酸化炭素の貯留や呼吸筋疲労をきたさない限り、通常は吸気時に圧補助を行う必要はありません。

ワンポイントアドバイス　●心原性肺水腫もNPPVの有効性が非常に高い疾患ですが、リスクの高い症例（特に循環動態が不安定な症例）においては、気管挿管管理が推奨されます。

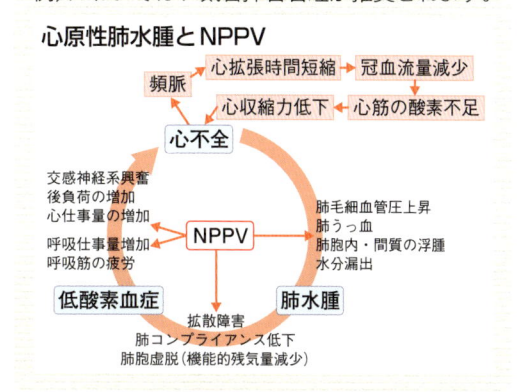

心原性肺水腫とNPPV

頻脈　心拡張時間短縮　冠血流量減少
　　　心収縮力低下　心筋の酸素不足
心不全
交感神経系興奮
後負荷の増加
心仕事量の増加
呼吸仕事量増加
呼吸筋の疲労
NPPV
肺毛細血管圧上昇
肺うっ血
肺胞内・間質の浮腫
水分漏出
低酸素血症　　肺水腫
拡散障害
肺コンプライアンス低下
肺胞虚脱（機能的残気量減少）

■気管支喘息…有効だと思われる（施設の経験値による）

近年、気管支喘息発作では比較的小規模の比較試験において気管挿管回避や自覚症状の緩和に対してNPPVが有効であるという報告が増えてきています[12-15]。

NPPVに十分習熟した施設で適応を吟味して行えば、NPPVによって呼吸状態を改善し、気管挿管を回避できる可能性があると考えられます。

気管支喘息におけるNPPV導入の実際

気管支喘息においては、NPPVを含めた人工呼吸管理そのものが発作の病態を改善することはありません。気管支喘息発作における人工呼吸管理の目標は、あくまで薬物療法の効果が現れるまでの間、低酸素血症を是正し、患者の換気状態を維持することです。

導入自体はCOPDに準じて行われますが、低めのCPAPのみでも内因性PEEPが解除され、気道狭窄が改善するために、自覚症状の緩和・呼吸状態の維持が可能となる場合もあります。

吸気補助を行う場合は低めの圧設定から開始し、患者の呼吸数や呼吸パターン・呼吸困難などを参考に圧を調整するのがよいでしょう。

> **ワンポイントアドバイス**
> ●気管支喘息発作は急激に増悪することがあり、気管挿管のタイミングが遅れると生命の危機を伴います。そのため、NPPV管理中に増悪の兆しがあれば、躊躇せず気管挿管での呼吸管理へ移行しなければなりません。
> ●つまり、気管支喘息発作に対するNPPV管理は、原則として気管挿管管理へすぐに移行できるICUのような体制において施行するべきです。

■肺炎／ARDS…有効性については意見が分かれる

肺炎／ARDS[*4]に対するNPPVの有効性は、特殊なもの（免疫不全を伴う状況など）を除けば、十分に確立されていません。

肺炎／ARDSにおけるNPPV導入の実際

NPPVを使用することで、通常の酸素投与と比べると、軽度から中等度のPEEPをかけることが可能となります。このため、リクルートメント効果[*5]により酸素化の改善が期待できますが、予後を改善するというデータは今のところありません。

特に、肺外性ARDSや重症敗血症・多臓器不全合併症例では全身管理がきわめて重要であり、状態に応じて気管挿管を要することがあります。一方、軽症の肺内性ARDSや、特に背景にCOPDを有する症例においては、NPPVが有効である可能性が高くなります[16]。

一般に、肺炎／ARDSに対してはCPAPモードを用います。患者の忍容性や循環動態・排痰状況を見ながら陽圧を上げていくのがよいでしょう。

> **ワンポイントアドバイス**
> ●肺炎／ARDSは、NPPVの有効性が必ずしも高いとはいえない疾患です。過去の報告では、ARDSに対するNPPVの気管挿管回避効果は専門施設においても50％程度とされています[17]。
> ●施設のNPPVに対する習熟度が重要であり、また実際にNPPVを施行する場合にも、ICUでの管理など、すぐに気管挿管に移行できる体制を整えておくべきです。

（横山俊樹）

---

*4 ARDS（acute respiratory distress syndrome）：急性呼吸窮迫症候群。敗血症や重症肺炎、胸部外傷などの重症患者、人工呼吸管理の患者に突然起こる急性肺損傷により、重篤な低酸素血症をきたす症候群。
*5 リクルートメント効果：肺胞を開く効果。

Part 1 の文献

1. Bott J, Carroll MP, Conway JH, et al. Randomised controlled trial of nasal ventilation in acute ventilatory failure due to chronic obstructive airways disease. *Lancet* 1993；341：1555-7.
2. Angus RM, Ahmed AA, Fenwick LJ, et al. Comparison of the acute effects on gas exchange of nasal ventilation and doxapram in exacerbations of chronic obstructive pulmonary disease. *Thorax* 1996；51：1048-50.
3. Brochard L, Mancebo J, Wysocki M, et al. Noninvasive ventilation for acute exacerbations of chronic obstructive pulmonary disease. *N Engl J Med* 1995；333：817-22.
4. 春田良雄：NPPV用人工呼吸器の特徴と使い方. 看護技術 2003；49：14.
5. Quon BS, Gan WQ, Sin DD. Contemporary management of acute exacerbations of COPD：a systematic review and metaanalysis. *Chest* 2008；133：756-66.
6. Lightowler JV, Wedzicha JA, Elliott MW, et al. Non-invasive positive pressure ventilation to treat respiratory failure resulting from exacerbations of chronic obstructive pulmonary disease：Cochrane systematic review and meta-analysis. *BMJ* 2003；326：185.
7. Keenan SP, Sinuff T, Cook DJ, et al. Does noninvasive positive pressure ventilation improve outcome in acute hypoxemic respiratory failure? A systematic review. *Crit Care Med* 2004；32：2516-23.
8. Keenan SP, Sinuff T, Cook DJ, et al. Which patients with acute exacerbation of chronic obstructive pulmonary disease benefit from noninvasive positive-pressure ventilation? A systematic review of the literature. *Ann Intern Med* 2003；138：861-70.
9. Peter JV, Moran JL, Phillips-Hughes J, et al. Effect of non-invasive positive pressure ventilation(NIPPV) on mortality in patients with acute cardiogenic pulmonary oedema：a meta-analysis. *Lancet* 2006；367：1155-63.
10. Winck JC, Azevedo LF, Costa-Pereira A, et al. Efficacy and safety of non-invasive ventilation in the treatment of acute cardiogenic pulmonary edema--a systematic review and meta-analysis. *Crit Care* 2006；10：R69.
11. Masip J, Roque M, Sánchez B, et al. Noninvasive ventilation in acute cardiogenic pulmonary edema：systematic review and meta-analysis. *JAMA* 2005；294：3124-30.
12. Soma T, Hino M, Kida K, et al. A prospective and randomized study for improvement of acute asthma by non-invasive positive pressure ventilation(NPPV). *Intern Med* 2008；47：493-501.
13. Brandao DC, Lima VM, Filho VG, et al. Reversal of bronchial obstruction with bi-level positive airway pressure and nebulization in patients with acute asthma. *J Asthma* 2009；46：356-361.
14. Gupta D, Nath A, Agarwal R, et al. A prospective randomized controlled trial on the efficacy of noninvasive ventilation in severe acute asthma. *Respir Care* 2010；55：536-543.
15. Galindo-Filho VC, Brandao DC, Ferreira Rde C, et al. Noninvasive ventilation coupled with nebulization during asthma crises：a randomized controlled trial. *Respir Care* 2013；58：241-249.
16. Antonelli M, Conti G, Moro ML, et al. Predictors of failure of noninvasive positive pressure ventilation in patients with acute hypoxemic respiratory failure：a multi-center study. *Intensive Care Med* 2001；27：1718-28.
17. Antonelli M, Conti G, Esquinas A, et al. A multiple-center survey on the use in clinical practice of noninvasive ventilation as a first-line intervention for acute respiratory distress syndrome. *Crit Care Med* 2007；35：18-25.
18. 日本呼吸器学会：NPPV(非侵襲的陽圧換気療法)ガイドライン. 南江堂, 東京, 2006.
19. Pauwels RA, Buist AS, Calverley PM, et al. Global strategy for the diagnosis, management, and prevention of chronic obstructive pulmonary disease. NHLBI/WHO Global Initiative for Chronic Obstructive Lung Disease (GOLD)Workshop summary. *Am J Respir Crit Care Med* 2001；163：1256-1276.

Column　睡眠時無呼吸症候群とNPPV

■睡眠時無呼吸症候群って何？

　睡眠時無呼吸症候群(sleep apnea syndrome：SAS)は、呼吸調節系の異常によって起こる中枢性無呼吸症候群(central sleep apnea syndrome：CSAS)と、解剖学的障害(睡眠中の上気道の閉塞)によって起こる閉塞性無呼吸症候群(obstructive sleep apnea syndrome：OSAS)に大別されますが、その大部分(慢性心不全のような特殊な集団を対象としない限り、98％以上[1])はOSASです。

　一方、OSASからCSASへの移行や、OSAS治療中にCSASが出現する(complex SAS)などが知られており、OSASとCSASは単純に二分されるものではなく連続性に存在すると考えられるようになっています[2]。

■治療はどうする？

　OSASに対する治療手段としては、持続気道陽圧(continuous positive airway pressure：CPAP)が広く知られており、特にnasal CPAPはエビデンスレベルが高く、治療の第一選択とされています。さらに、高圧が必要な場合や低換気が改善されない場合は、IPAPやEPAPなどの補助換気設定が可能なNPPVが有効な場合があります。

　一方、OSAS患者にCPAPを使用した結果、CSASやチェーンストークス呼吸などが増加して、睡眠中の低酸素血症が悪化する症例(complex SAS)に対しては、患者の呼吸ごとに必要な補助圧を計算し供給する機能を持つASV(adaptive servo ventilator)を用います。これにより、低換気を改善するとともに過換気を防ぐことができます。

　CPAPは、OSASの重症度にかかわらず、無呼吸によるイベントを改善することが可能です。しかし、わが国では、CPAPの適応は中等度～重症の患者(AHIが20以上で日中の眠気や朝の頭痛などの自覚症状が強い患者)に限られており、保険適応の範囲は広いとはいえません。

■アジア人に多い？

　睡眠呼吸障害の有病率には人種差があるといわれています。日本人男性に限っていえば、肥満などの危険因子が少ないにもかかわらず、有病率は欧米あるいはそれ以上といわれているのです。

　なぜでしょう？

　その理由として、アジア人特有の顎顔面形態が指摘されています。つまり、モンゴロイドの流れを汲む日本人は、「睡眠呼吸障害を発症しやすい顔つき」というわけです。

（濱本実也）

文献
1　榊原博樹編：睡眠時無呼吸症候群診療ハンドブック．医学書院，東京，2010：5．
2　井上雄一，山城義広編著：睡眠呼吸障害Update．ライフ・サイエンス，2011：14．
3　櫻井滋：睡眠時無呼吸症候群の標準治療　進歩する経鼻的持続気道陽圧(nCPAP)療法．日本医事新報，2003：1-13．

Part II

NPPV 準備
「安心」「安全」「あわてない」ためのポイント

■ 設置から開始までの手順

■ 画面の見方

■ もっと知りたいQ&A　緊急対応のための準備

> 「NPPVを準備して！」そんな医師の言葉にドキッとしたことはありませんか？
> 緊急でNPPVを開始するときこそ、あわてずに自信をもって実施したい。そのためには「勉強、勉強…」なんて、限界があります。急な指示にもサクッと対応するために、ちょっとした工夫をしておきましょう。
> PartIIでは、NPPV開始の手順、急な指示にあわてないための「事前の準備」についてまとめました。

Part II　NPPV準備

見ればわかる！
設置から開始までの手順

> **理解のポイント**
> - 使用前には、部屋の状況、気管挿管準備、必要物品の準備状況を確認する。
> - 機器設置時は「非常電源への接続」「酸素配管への接続」をチェックする。
> - 回路の組み立て〜使用前点検：BiPAP Vision、V60、Carinaそれぞれ方法が異なる。

NPPVを使用する前に

■まずは部屋の確認を！（図1）

急性期NPPVでは、高濃度酸素を使用するので、酸素配管が部屋にあるかの確認が必要です。空気は室内の空気を取り込むので、圧縮空気の配管は必要ありません。

NPPV機器を使用するには電源が必要となりますが、突然の停電時でもすぐに電気が供給される非常電源(赤または黒コンセント)があるか確認しましょう(表1)。特に、バッテリーを搭載していないBiPAP Visionは、非常電源に接続しましょう。

患者のバイタルサインを確認するため、生体情報モニターが必要になります。バイタルサインをナースステーションでも確認できるようにします。

痰が出たときや、緊急的に気管挿管する場合に備えて、吸引の準備もしておきましょう。用手換気もできるように酸素流量計やバッグバルブマスク、ジャクソンリースを用意します。

■急な気管挿管に備えた確認を！（図2）

喉頭鏡、気管チューブなど挿管に必要な物品をセットにして救急カートに管理しておきましょう。

人工呼吸器がふだん置かれている場所を確認しておくことも大切です。

ワンポイントアドバイス
- 酸素の配管が部屋に来ているか確認しましょう。
- 赤コンセントがあることを必ず確認します。
- ナースステーションからアラームを聴取できる部屋がベストです！

表1　電源の種類

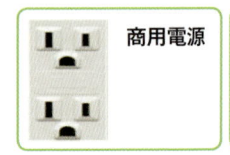

商用電源		一般非常電源	特別非常電源	瞬時特別非常電源*
	起動	40秒以内	10秒以内	0.5秒以内
	持続	10時間以上	10時間以上	10分以上

＊原則として無停電電源は赤色（交流無停電電源は緑色としてもよい）だが、施設により異なるため注意する。

図1 check 「部屋の確認」のポイント

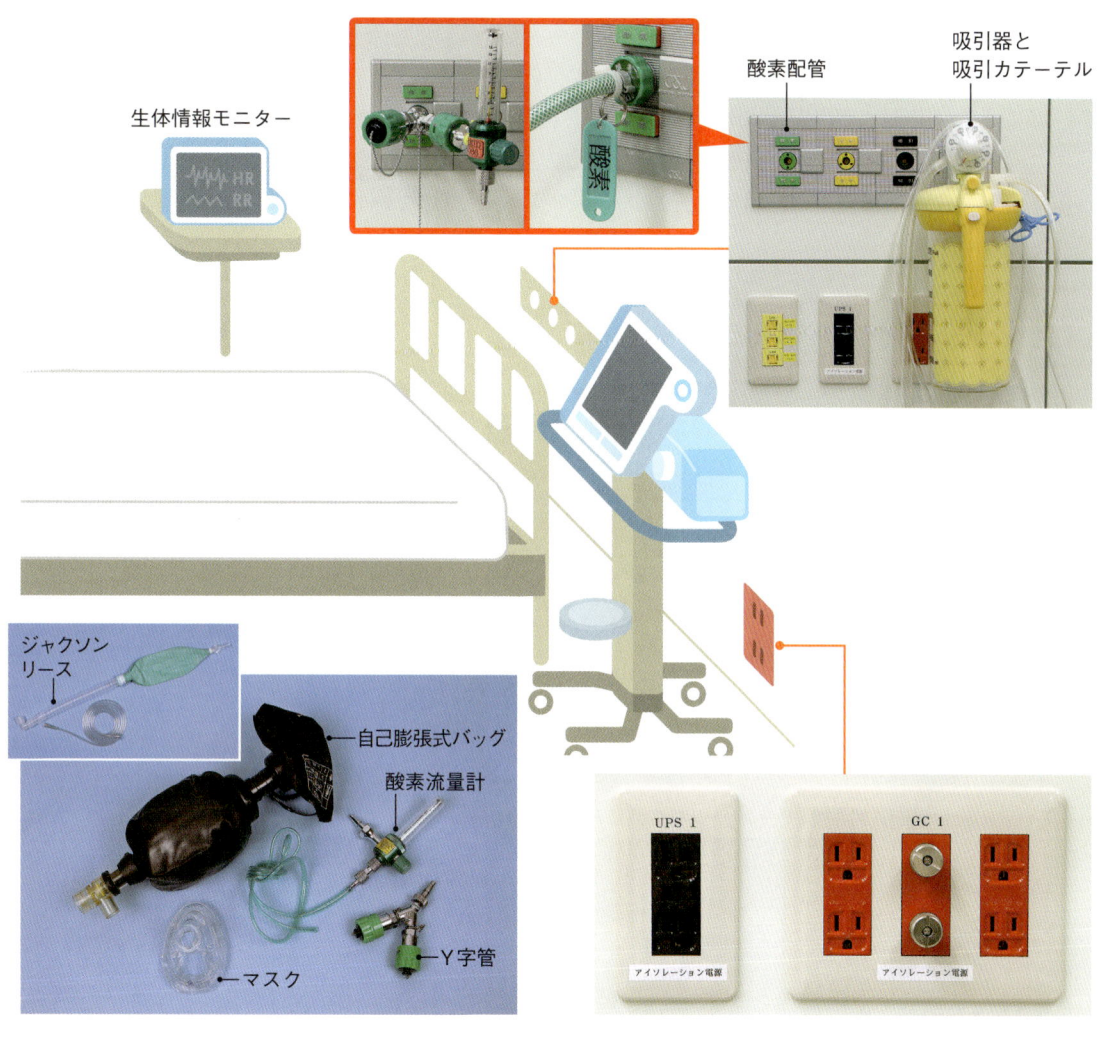

酸素配管
吸引器と吸引カテーテル
生体情報モニター

Ⅱ NPPV準備

ジャクソンリース
自己膨張式バッグ
酸素流量計
マスク
Y字管

UPS 1 アイソレーション電源
GC 1 アイソレーション電源

図2 check 「気管挿管に備えた確認」のポイント

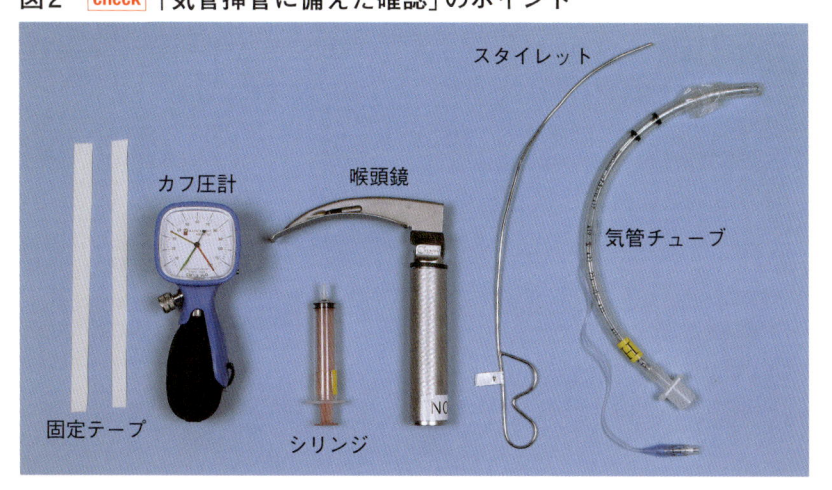

カフ圧計
喉頭鏡
スタイレット
気管チューブ
固定テープ
シリンジ

設置から開始までの手順　15

■必要物品がそろっているか確認を！(図3)

　機器を準備する前に、必要物品がそろっているか確認しましょう。

　必要となるのは、NPPV専用の回路とマスク、マスクと回路の間に装着するシリコンカプラ、加湿チャンバー、加湿器用の注射用水、バクテリアフィルターです。

> **ワンポイントアドバイス**
> ●回路とマスクはNPPV専用になるので、他の人工呼吸器用の回路や、酸素療法に使用するマスク（リザーバーマスクなど）と間違えないようにしましょう。
> ●使用する水も生理食塩液と間違わないように気をつけましょう。

図3 check 「NPPVの必要物品」のポイント

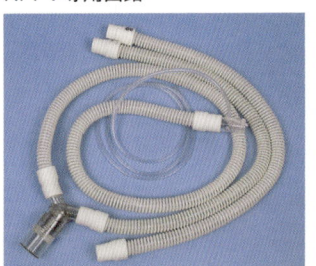

- NPPV専用回路
- NPPV専用マスク
- 加湿器用の注射水
- 加温加湿チャンバー
- バクテリアフィルター

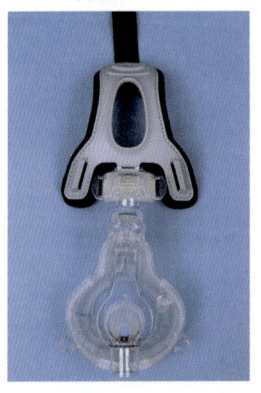

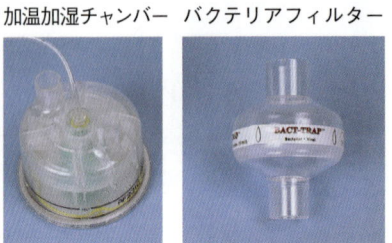

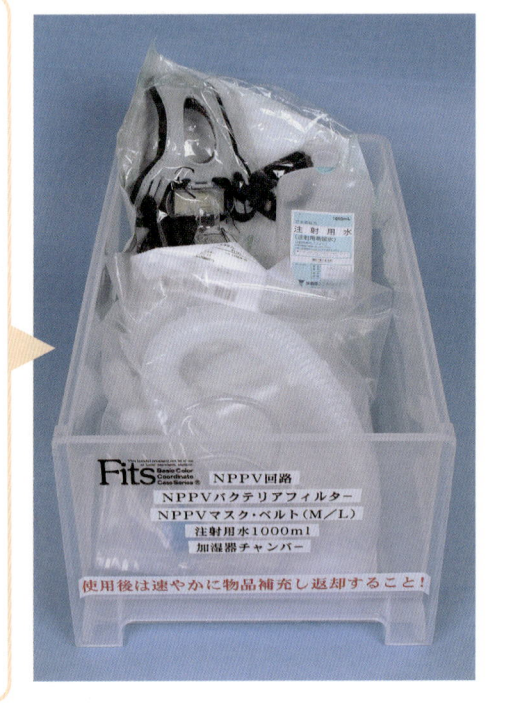

Fits
- NPPV回路
- NPPVバクテリアフィルター
- NPPVマスク・ベルト（M／L）
- 注射用水1000ml
- 加湿器チャンバー

使用後は速やかに物品補充し返却すること！

> 必要物品を1つにまとめて管理しておくと、準備時間が短縮できます！

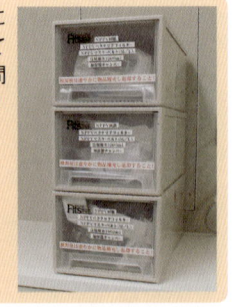

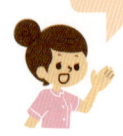

機器の設置

使用する部屋の確認、必要物品の準備ができたら、NPPVの機器を設置します。

■電源・酸素配管の接続

機器の電源コードを壁電源に、酸素配管を壁配管へ差し込みます(図4)。

図4 接続

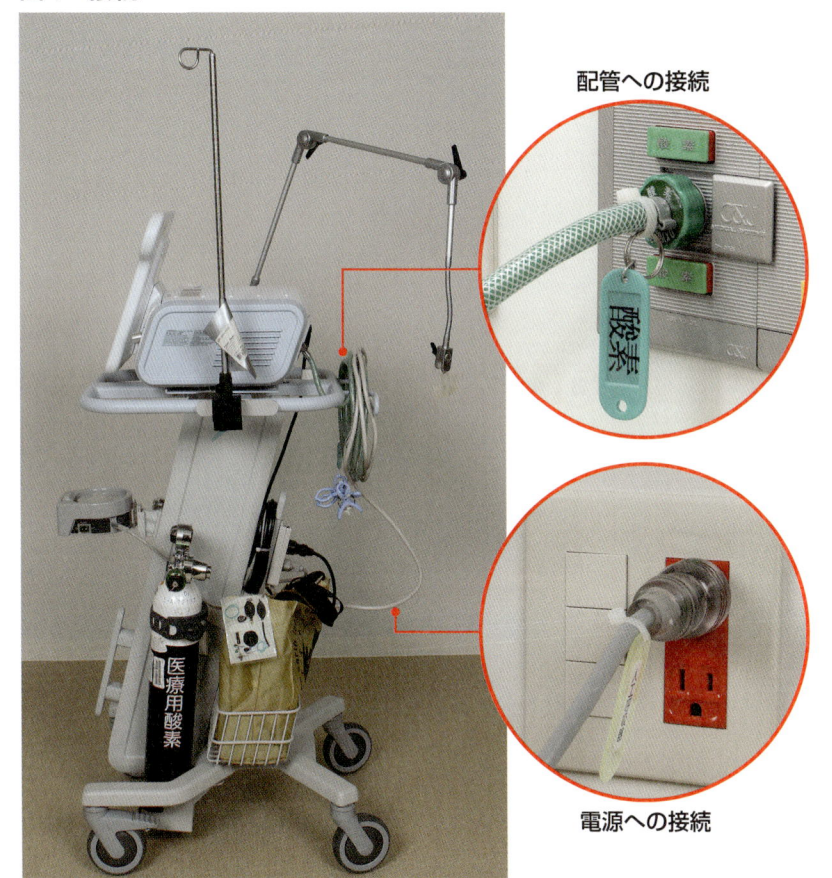

配管への接続

電源への接続

ワンポイントアドバイス

●1つの電源コンセントから複数の機器の電源を取ることをタコ足配線といいます。この状態では、1つの電源コンセントに対して要求する電気量が過剰になってしまい、それに耐えかねたコンセントが発熱、発火する危険性があります。

●タコ足配線は、絶対にやめましょう。

ここでのポイント

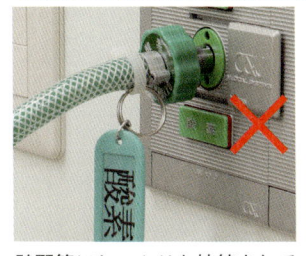

壁配管にしっかりと接続されていない　×

一般電源(白)への接続　×

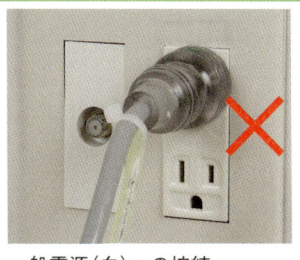

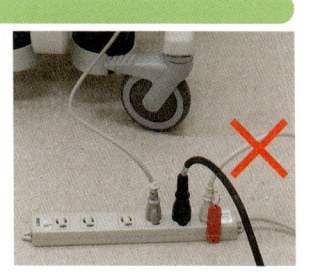

延長コードに接続/タコ足配線　×

設置から開始までの手順　17

回路の組み立て〜使用前点検

BiPAP Visionの場合

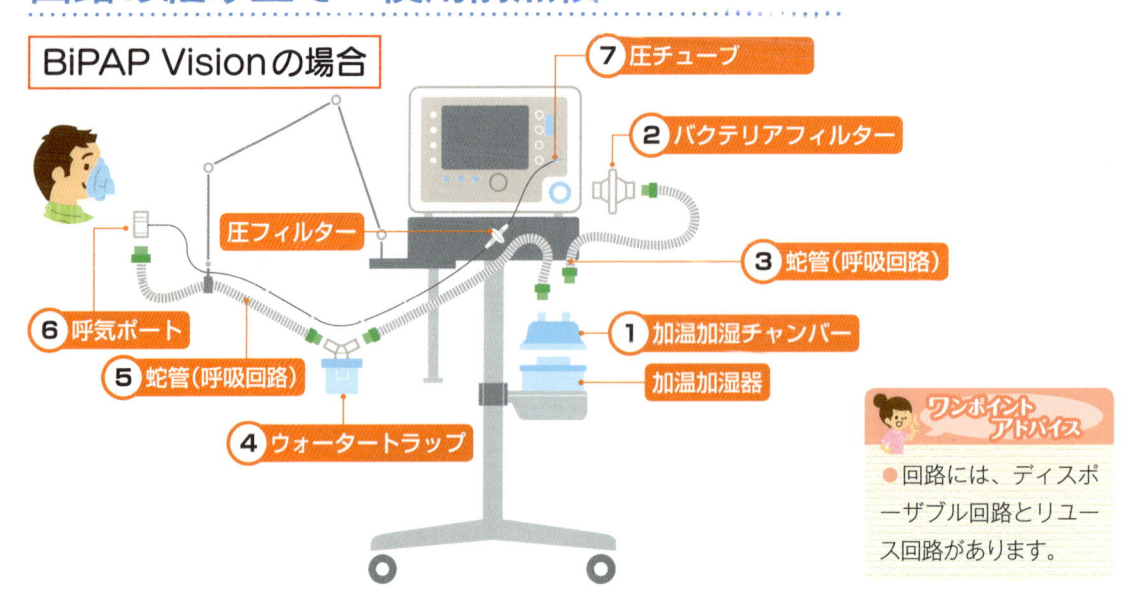

図中ラベル:
- 1 加温加湿チャンバー
- 2 バクテリアフィルター
- 3 蛇管(呼吸回路)
- 4 ウォータートラップ
- 5 蛇管(呼吸回路)
- 6 呼気ポート
- 7 圧チューブ
- 圧フィルター
- 加温加湿器

ワンポイントアドバイス
- 回路には、ディスポーザブル回路とリユース回路があります。

1. 回路の組み立て

1 加温加湿チャンバーをセットします。 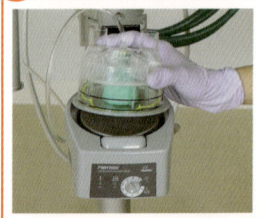
加温加湿チャンバーをセットし、加温加湿用注射用水をチャンバーに入れます。

2 バクテリアフィルターをセットします。 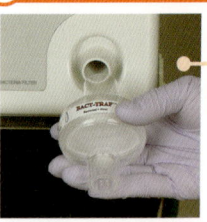
室内の空気や医療ガス配管からの細菌や異物を除去し、患者に送られるガスを清浄化する

バクテリアフィルターを機器からの送気口にセットします。

3 4 5 回路を接続します。 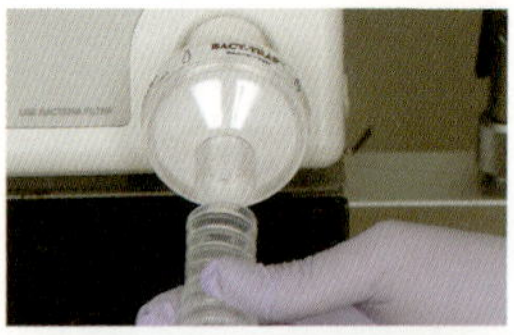
バクテリアフィルターと加温加湿チャンバーを接続し、加温加湿チャンバーからマスクに接続する回路にウォータートラップを組み込みます。

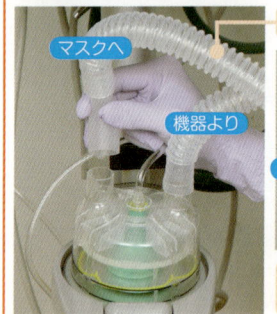

写真はディスポーザブル回路を使用。

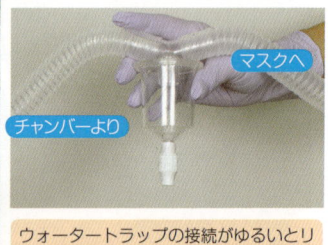

(写真ラベル: マスクへ、機器より、チャンバーより、マスクへ)

ウォータートラップの接続がゆるいとリークの原因になるので、しっかり接続。

6 7 呼気ポートと圧チューブを接続します。 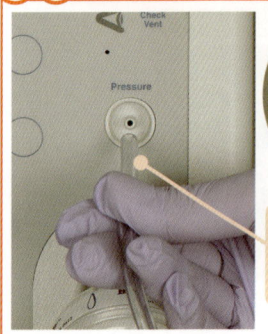 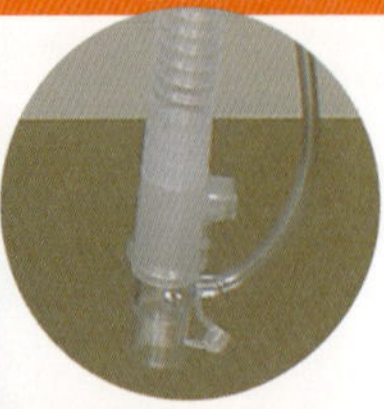
回路先端に呼気ポートを装着し、圧チューブをつければ、NPPV回路の完成です。

機器側の圧チューブには、機器に水滴が入らないようにフィルターを付ける。チューブ内に水滴が入ると圧力モニタリングが正確にできなくなる可能性がある。

完成

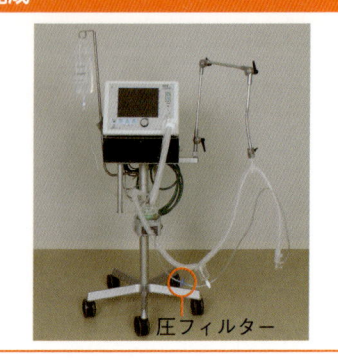

(写真ラベル: 圧フィルター)

18　Part Ⅱ　NPPV準備

2．機器の立ち上げ・使用前点検

① 背面の 電源ボタン を押します。

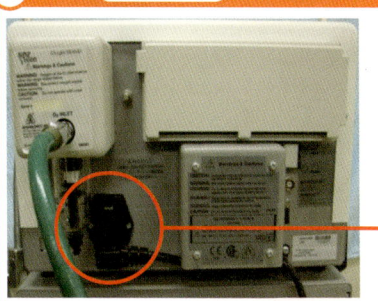

電源

> **ワンポイントアドバイス**
>
> ●使用前点検（呼気ポートテスト）とは、機器が自動で回路のリークの有無・呼気ポートの有無・回路コンプライアンス補正（回路によって異なるやわらかさの度合いを補正する機能）値の計算などを行うものです。

② Start Exh Port を押し、呼気ポートテストを実行します。

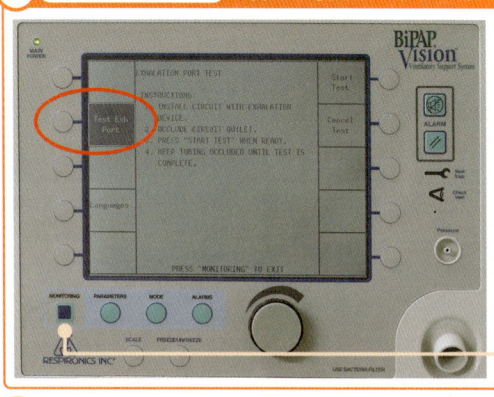

注意
MONITORINGボタンを押すと呼気ポートテストは実施されない。

③ 呼気ポートの先をふさぎ、そのまま Start Test を押します。

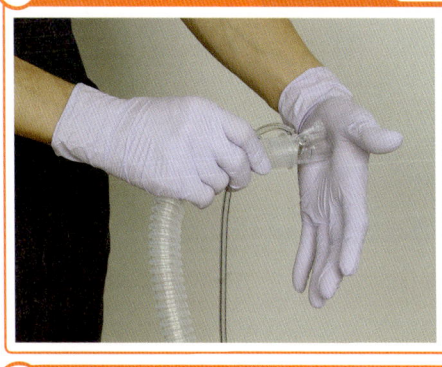

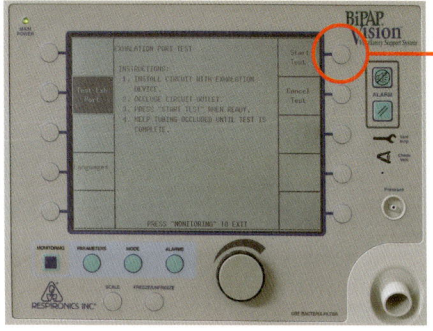

Start Testボタン

④ テストが終了し、TEST COMPLETE と表示されたら、MONITORING を押します。

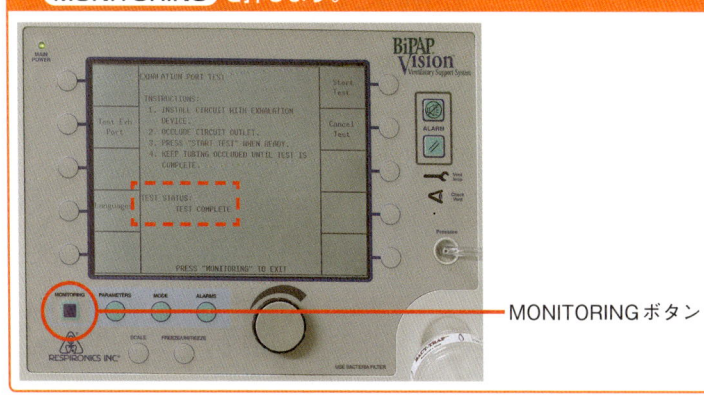

MONITORINGボタン

> **ワンポイントアドバイス**
>
> ●「TEST COMPLETE」と表示されない場合は、回路点検または回路交換を行った後に、再度実施してください。

V60の場合

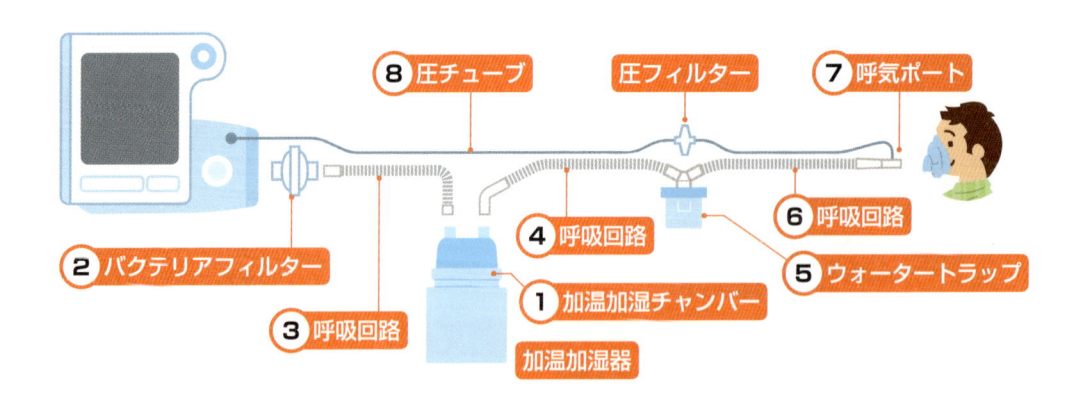

- 8 圧チューブ
- 圧フィルター
- 7 呼気ポート
- 2 バクテリアフィルター
- 3 呼吸回路
- 4 呼吸回路
- 1 加温加湿チャンバー
- 加温加湿器
- 5 ウォータートラップ
- 6 呼吸回路

1．回路の組み立て

1 加温加湿チャンバーをセットします。

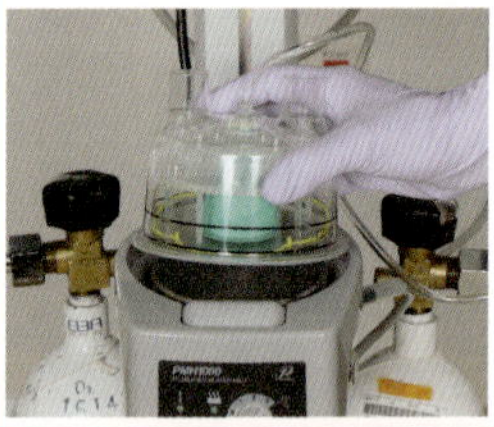

加温加湿チャンバーをセットし、加温加湿注射用水をチャンバーに入れます。

2 バクテリアフィルターをセットします。

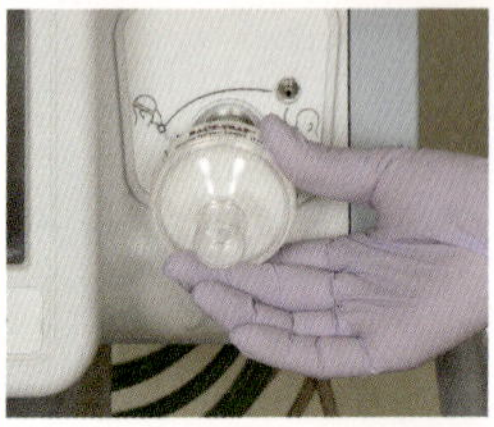

バクテリアフィルターを機器の送気口にセットします。

3 4 5 6 回路を接続します。

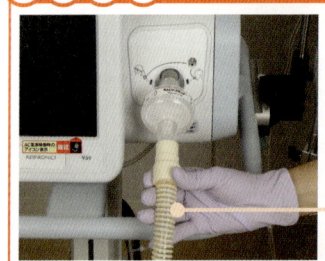

バクテリアフィルターと加温加湿チャンバーを接続し、加温加湿チャンバーからマスクに接続する回路にウォータートラップを組み込みます。

写真はリユース回路を使用。リユース回路では、回路の付け根が痛んで破れやすくなっている場合があるので、確認してから接続

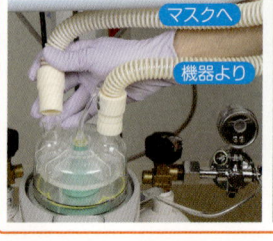

マスクへ / 機器より

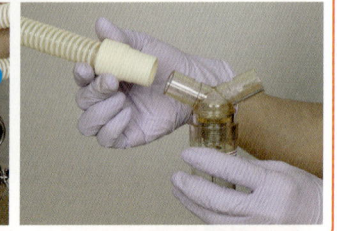

7 8 呼気ポートと圧チューブを接続します。

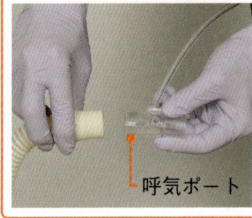

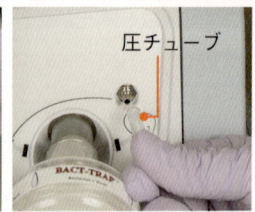

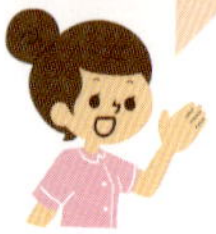

圧チューブ
呼気ポート

回路先端に呼気ポートを装着し、圧チューブをつければ、NPPV回路の完成です。

完成

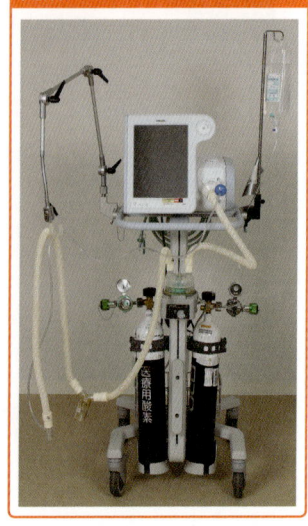

加温加湿器への給水には、自動給水システムを使用します。加湿水として使用できるのは、注射用水のみです。

20　Part Ⅱ　NPPV準備

2．マスクと呼気ポートの設定

① 機器前面の オン/オフ ボタンを押します。

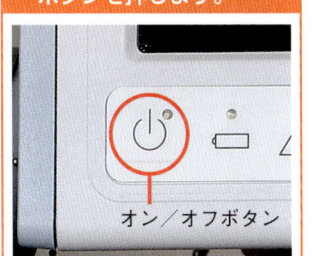

② メニューウインドウ を開き、マスク/ポート にタッチします。

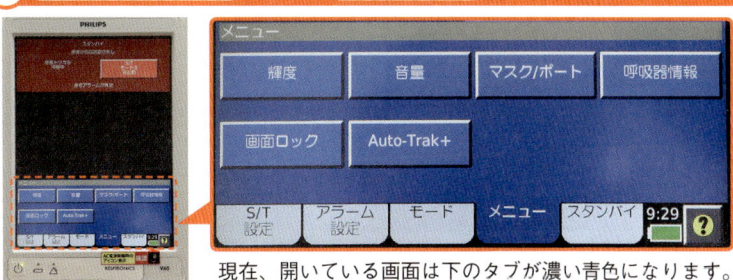

現在、開いている画面は下のタブが濃い青色になります。

③ 使用するマスクのリーク記号を確認し、< > で選択・確定します。

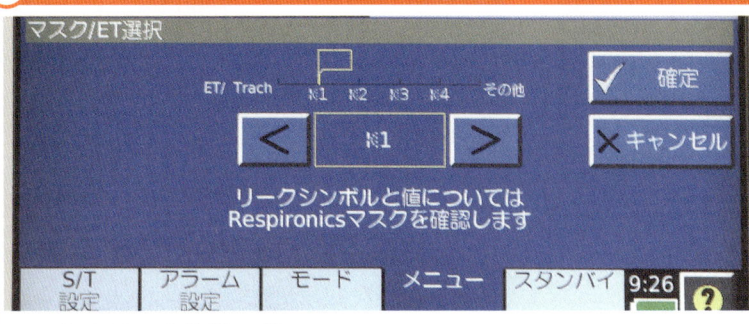

- 「ET/Trach」「1」「その他」の場合は、必ず呼吸回路内に呼気ポートがあることを確認してください。

マスクのリーク記号一覧

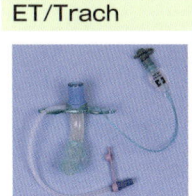

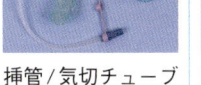

ET/Trach	1	2	4
挿管／気切チューブ	Performa Trak	Perfor MAX	トータルフェイスマスク

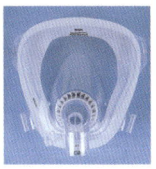

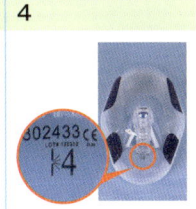

- シングルユースのマスクには、マスク本体にリーク記号が書かれているものもあります。
- 「3」に対応するマスクは現在ありません。
- Comfort Full などリーク記号のないマスクは「その他」を選択します。

④ 呼気ポートを < > で選択・確定します。

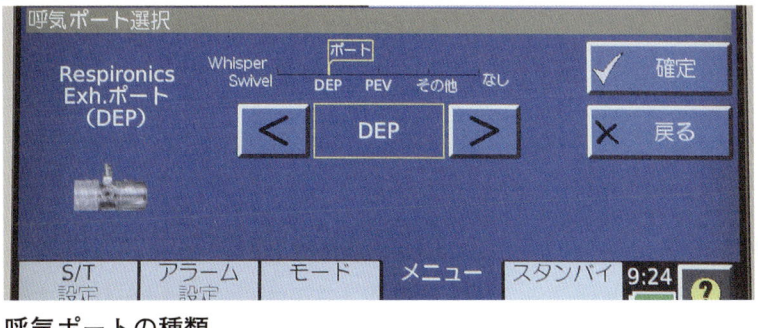

- 「なし」を選択する場合は、マスクに呼気ポートがあることを確認してください。
- 「PEV」「その他」の場合は呼気ポートテストを行います。

呼気ポートを確定すると、メニューウインドウに戻ります。これで、マスクと呼気ポートの設定完了です。

呼気ポートの種類

Whisper Swivel	DEP	PEV	その他	なし
ウィスパースィベル呼気ポート（レスピロニクス社）	ディスポーザブル呼気ポート（レスピロニクス社）	プラトー呼気バルブ（レスピロニクス社）	左記以外	マスク自体に呼気ポートがある場合（回路内に呼気ポートを組み込まない）

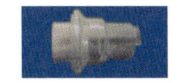

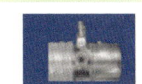

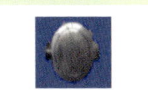

設置から開始までの手順

3. 呼気ポートテストの実施

1 呼気ポートの送気口をふさぎ、 テスト開始 をタッチします。

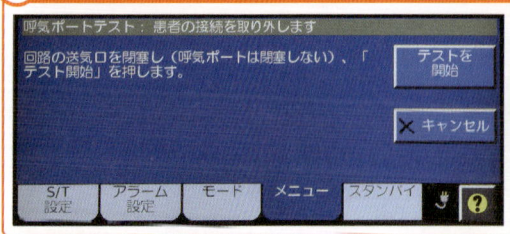

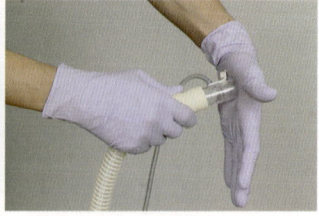

使用途中にマスクや呼気ポート変更を行う場合は、マスクを外してから「テストを開始」にタッチします。

2 テスト完了まで、送気口をふさいだまま待ちます。

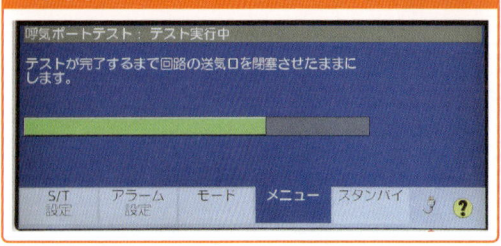

3 画面が切り替わればテスト終了です。 換気を開始 にタッチすると送気が開始されます。

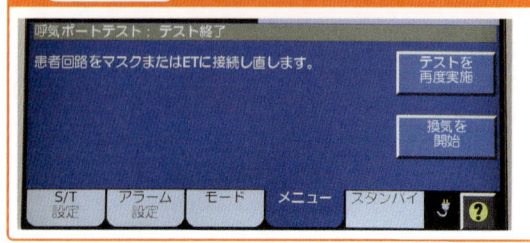

Column　オンディーヌの呪い

　呼吸器疾患に関する本の中で、しばしば「オンディーヌの呪い」という名前を目にします。

　オンディーヌとは、古くから北ヨーロッパに伝わる民話や神話に登場する想像上の生き物で、オンディーヌにまつわる物語（人魚であったり、妖精であったりします）は、少しずつ形を変えながら、さまざまな作者によって生み出されてきました。

　医療界では「オンディーヌを裏切った夫が、呪いにより自動機能（呼吸を含む視覚・聴覚などのすべての自動機能）を失う」という恐ろしい話が語源となり、「自分で意識して（あるいは周囲からの命令が）ない限り呼吸を忘れてしまう」という状態の患者（原発性肺胞低換気症候群）を表すときに、この言葉が使用されるようになったようです。

　筆者は、この短いコラムをまとめるにあたって古い書籍をいくつか確認したのですが、そのうちの1冊『医学を変えた発見の物語[1]』を読んで驚きました。そこには、愛情あふれるオンディーヌの人柄（妖精柄？）と夫婦愛が、そしてオンディーヌが夫を呪うはずはなく、呪ったという例はないことが示されており、引用の誤りが指摘されていたのです。

　いずれにしても、病態を示す正式な名称があるのであれば、「オンディーヌの呪い」という表現は避けたほうが、誤解も悲しみも、少なくてすみそうです。

（濱本実也）

文献
1　Comroe JH Jr 著，諏訪邦夫 訳：医学を変えた発見の物語．中外医学社，東京，1984：309-312．

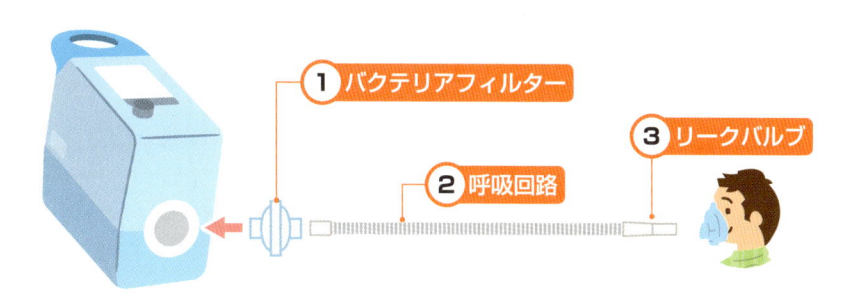

Carinaの場合

1. バクテリアフィルター
2. 呼吸回路
3. リークバルブ

ワンポイントアドバイス
- 回路構成は、基本的にBiPAP Vision、V60と同じですが、圧チューブがありません。
- Carinaでは、呼気ポートテストを行う必要はありません。

1. 回路の組み立て

① ② バクテリアフィルターを取り付け、呼吸回路を接続します（圧チューブはありません）。

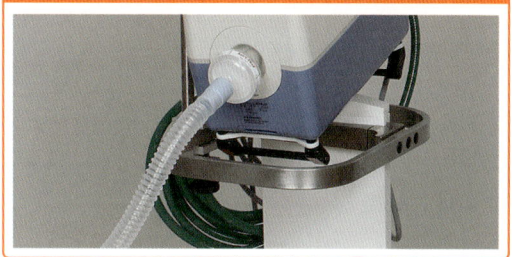

③ マスクと呼吸回路の間にリークバルブを装着します。

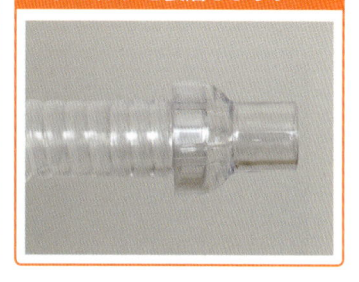

完成

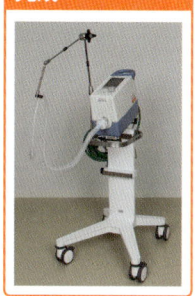

2. 機器の立ち上げ

① 機器背面の主電源を入れると、セルフテストが実行されます。

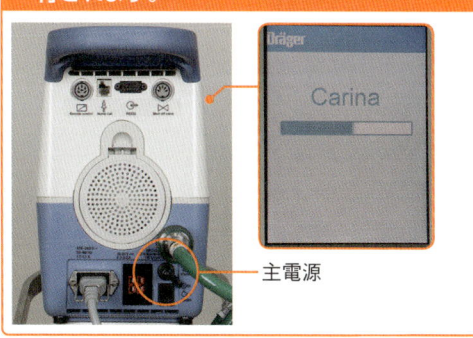

主電源

② スタンバイ画面になったら、Start ボタンを押して換気開始です。

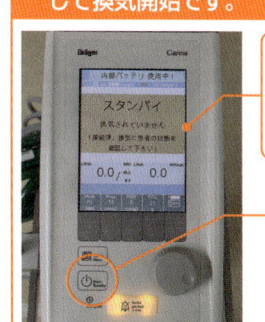

セルフテストが終わると、スタンバイ画面になり、前回電源を切ったときの設定で立ち上がる。

Startボタン

ここでのポイント

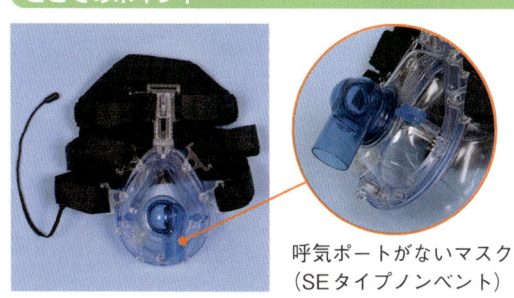

Carinaの場合、マスクに関しては、ドレーゲル社製マスクのコネクターに穴／弁がついていないものを使用してください。「青いコネクター」が使用できるマスクです。

呼気ポートがないマスク
（SEタイプノンベント）

（堀口敦史）

Ⅱ NPPV準備

設置から開始までの手順　23

Part II NPPV準備

画面の見方

> **理解のポイント**
> - 機種によって操作性やボタン配置などは異なるが、表示される項目の数値や波形は共通。あわてずに、設定値・実測値を確認すればOK！
> - アラーム設定の表示はおさえておくこと。

BiPAP Vision

1. 外観

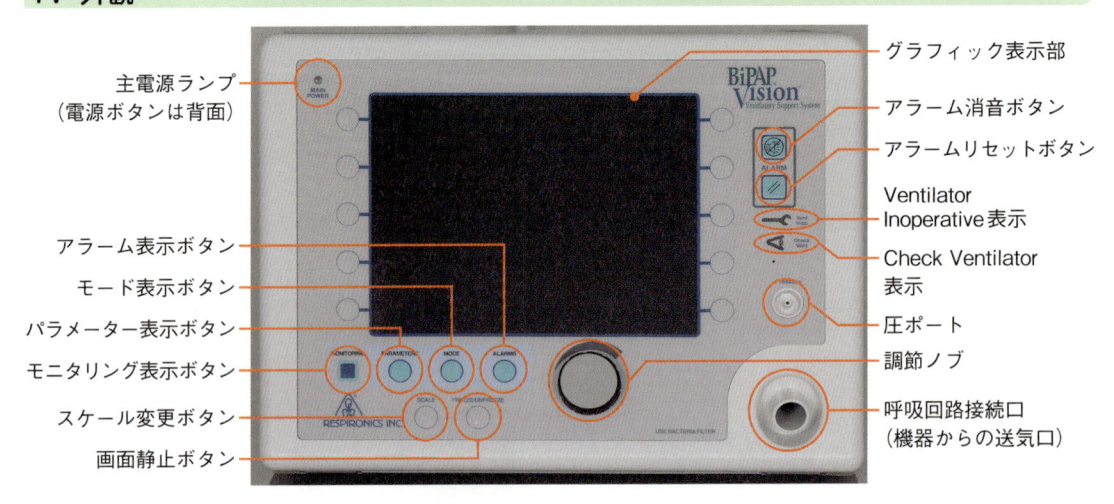

- 主電源ランプ（電源ボタンは背面）
- アラーム表示ボタン
- モード表示ボタン
- パラメーター表示ボタン
- モニタリング表示ボタン
- スケール変更ボタン
- 画面静止ボタン
- グラフィック表示部
- アラーム消音ボタン
- アラームリセットボタン
- Ventilator Inoperative表示
- Check Ventilator表示
- 圧ポート
- 調節ノブ
- 呼吸回路接続口（機器からの送気口）

2. 画面（写真はモニタリング画面）

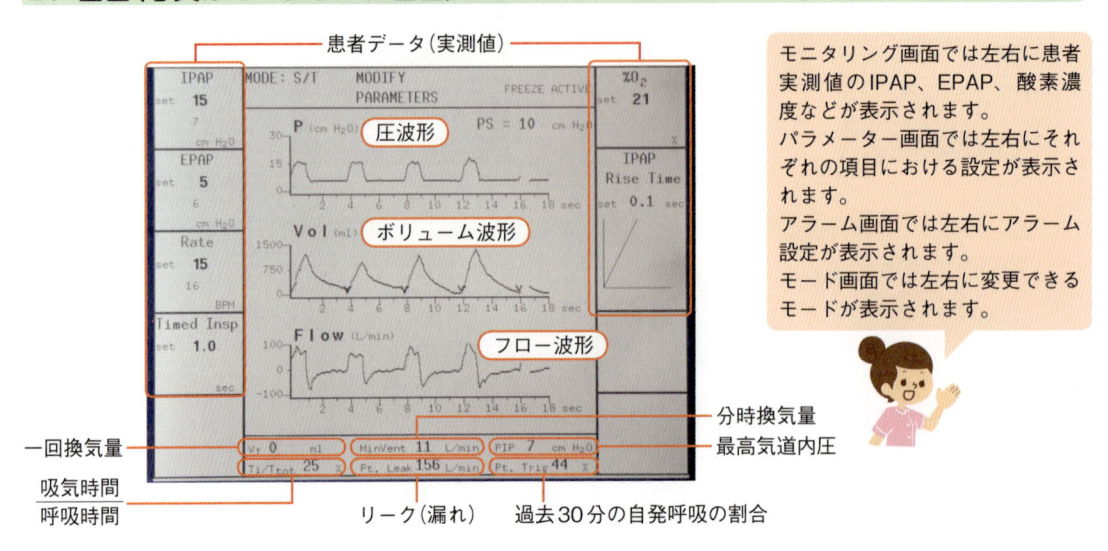

- 患者データ（実測値）
- 圧波形
- ボリューム波形
- フロー波形
- 一回換気量
- 吸気時間
- 呼吸時間
- リーク（漏れ）
- 過去30分の自発呼吸の割合
- 分時換気量
- 最高気道内圧

モニタリング画面では左右に患者実測値のIPAP、EPAP、酸素濃度などが表示されます。
パラメーター画面では左右にそれぞれの項目における設定が表示されます。
アラーム画面では左右にアラーム設定が表示されます。
モード画面では左右に変更できるモードが表示されます。

V60

1．外観

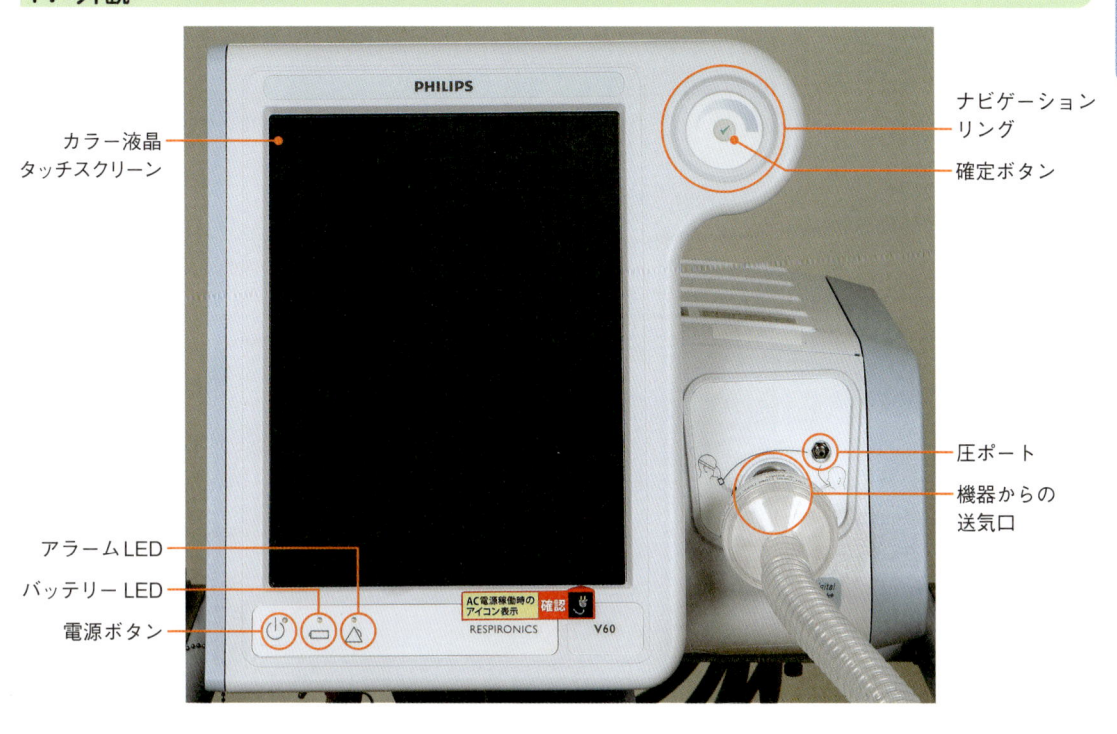

- カラー液晶タッチスクリーン
- ナビゲーションリング
- 確定ボタン
- 圧ポート
- 機器からの送気口
- アラームLED
- バッテリーLED
- 電源ボタン

2．画面

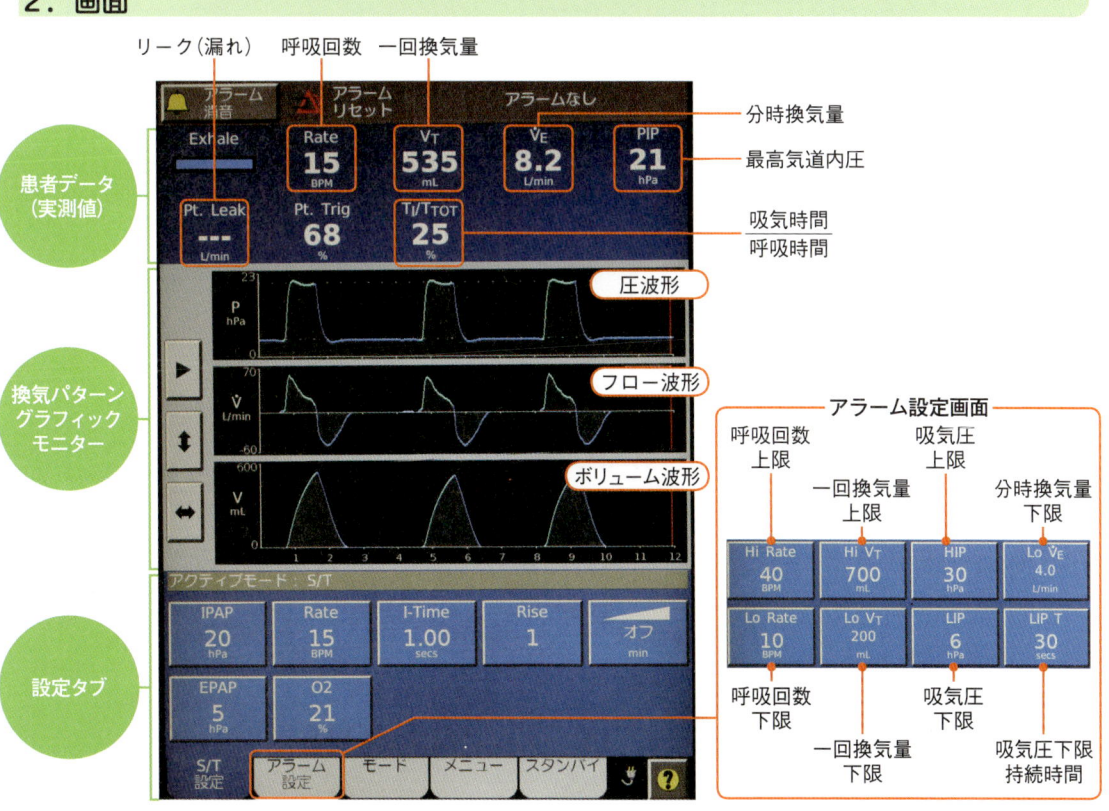

患者データ（実測値）
- リーク（漏れ）：Pt. Leak ---　L/min
- 呼吸回数：Rate 15 BPM
- 一回換気量：V_T 535 mL
- 分時換気量：V_E 8.2 L/min
- 最高気道内圧：PIP 21 hPa
- Pt. Trig 68 %
- 吸気時間／呼吸時間：TI/TTOT 25 %

換気パターングラフィックモニター
- 圧波形
- フロー波形
- ボリューム波形

アクティブモード：S/T

設定タブ
| IPAP 20 hPa | Rate 15 BPM | I-Time 1.00 secs | Rise 1 | オフ min |
| EPAP 5 hPa | O2 21 % | | | |

S/T設定　アラーム設定　モード　メニュー　スタンバイ

アラーム設定画面
- 呼吸回数上限：Hi Rate 40 BPM
- 一回換気量上限：Hi V_T 700 mL
- 吸気圧上限：HIP 30 hPa
- 分時換気量下限：Lo V_E 4.0 L/min
- 呼吸回数下限：Lo Rate 10 BPM
- 一回換気量下限：Lo V_T 200 mL
- 吸気圧下限：LIP 6 hPa
- 吸気圧下限持続時間：LIP T 30 secs

Ⅱ　NPPV準備

画面の見方　25

Carina

1. 外観

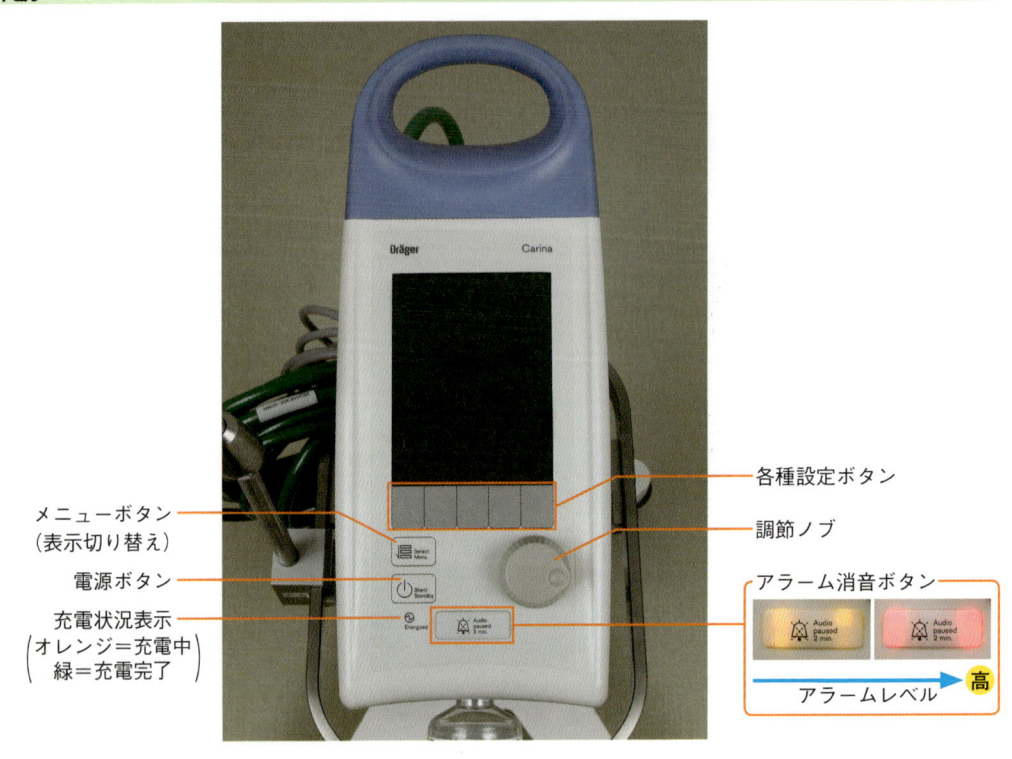

- メニューボタン（表示切り替え）
- 電源ボタン
- 充電状況表示（オレンジ＝充電中 緑＝充電完了）
- 各種設定ボタン
- 調節ノブ
- アラーム消音ボタン
- アラームレベル　高

2. 画面

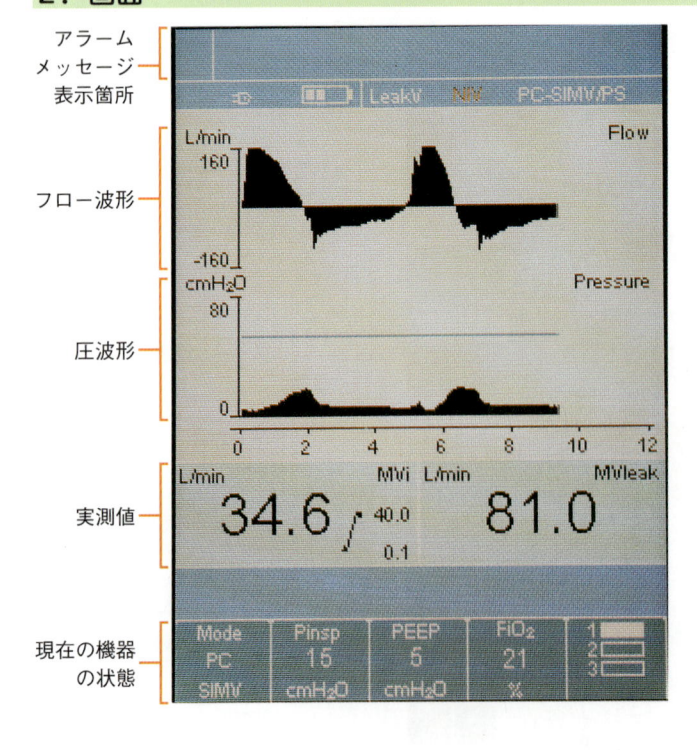

- アラームメッセージ表示箇所
- フロー波形
- 圧波形
- 実測値
- 現在の機器の状態

- 画面上部にアラームメッセージが表示されます。
- メッセージウィンドウの下には現在の機器の状態が表示されます（電源状況、モードなど）。
- 画面中央にはフロー波形と圧波形・実測値が表示されます。
- メニューボタンを押すと、各種設定項目が画面上に表示されます。

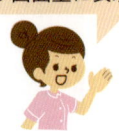

（堀口敦史）

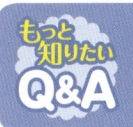

もっと知りたいQ&A 緊急対応のための準備

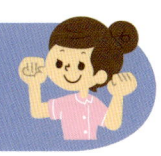

Q2 NPPV開始時に迷わないために、どう工夫すればいいですか？

A 日ごろから本体・関連物品の準備をしておくことが大切です。
収納ボックスなどを活用して、誰もが「パッと見てわかる」ようにすること、チェック表を作成しておくことなどがポイントとなります。

当院では、NPPV本体を必ず1台は呼吸器内科病棟に待機させています。

必要物品は収納BOXにおさめ、必要時すみやかに準備できるようにしています。

患者に応じてサイズ・形態などの変更が必要となるマスクは、種類ごとに引き出しに保管しています。サイズ別に、ストラップを装着した状態で準備しておくとよいでしょう。

■すみやかな準備のコツ

「患者にNPPVが必要」と指示が出たら、病室にNPPV本体を運び、マスク以外の回路を組み立てます。マスクは患者のサイズに合わせて使用するため、このときに組み立てる必要はありません。

同時に、全身状態の観察のため、心電図とSpO₂モニターを準備します。

NPPV導入に伴い、血液ガスを採取します（その後も定期的に採血していきます）。そのため、血液ガス採取時に必要な物品を準備します。

また、NPPV導入時の設定や患者状態を記載できるチェック表を準備しておくとよいでしょう。

（小島佳子）

当院の「NPPV関連物品BOX」

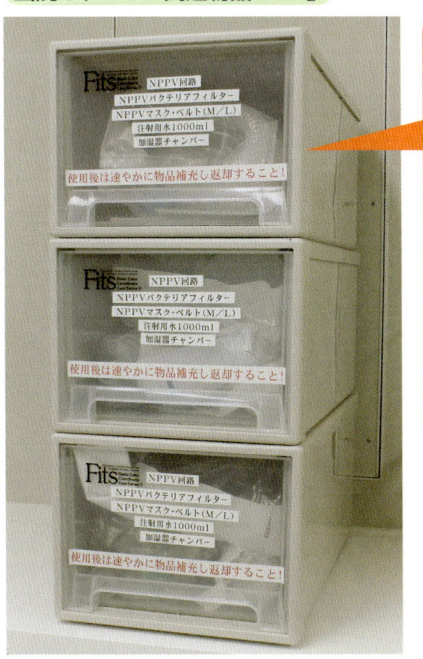

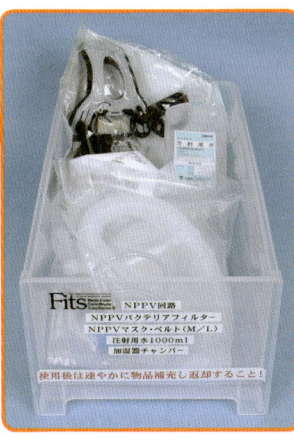

〈NPPV導入時の必要物品〉
- NPPV回路セット
- マスク
  （Mサイズ、Lサイズ）
- シリコンカプラ
  （マスクと回路の間につける部品）
- バクテリアフィルター
- 加温加湿器
- 注射用水1,000mL
  （加温加湿器用）
- 心電図、SpO₂モニター
- 血液ガス採血に必要な物品
- NPPVチェック表

Q3 「急変対応に備えた準備」って，どんなことが必要ですか？

A チェック表を用いた定期的な観察・アセスメントが重要です。
また、「アラームが鳴ったときの対応」をまとめたプリントをNPPV本体につけておくと、あわてずに対応できます。

NPPV導入後は、30分～1時間ごとに血液ガスを採取するので、物品をそろえ、医師の採血に備えます(**表1**)。チェック表を用いて観察すると、観察項目が漏れることなく、変化を時系列で把握できます(→p.62)。

急性呼吸不全に対するNPPVは、導入後1～2時間の経過でその後の可否が判断できる場合が多く、この間の管理が患者の予後に大きく影響します。そこで悪化の徴候があれば、すぐに医師に報告しましょう。

どんな状況になったら気管挿管を考慮するのか、NPPVによる管理の限界を理解してケアに入ることが重要です(**表2**)。

また、NPPVの各アラームから考慮される問題をまとめてNPPV本体に設置しておくと、アラーム作動時も迷わず対応できます。

(小島佳子)

表1 血液ガス採取の必要物品
- 酒精綿
- 血液ガスキット
- 手袋(未滅菌で可)

表2 NPPV管理中に気管挿管を考慮する状態
- 自発呼吸がなくなった
- 不穏になり、NPPV装着が困難になった
- 気管内の分泌物が多量で気道確保が困難になった
- 気胸(未ドレナージ)になった
- ショック状態などで循環動態が不安定になった
- 重度の意識障害でNPPV装着後も改善がない
- 血液ガスの結果がNPPV装着後も改善がない

ココがポイント

迷わずアラームに対応するための工夫(例)

- アラーム対応について簡潔にまとめ、パウチなどを用いてNPPV機器に備えつけておきます。

Q4 「気管挿管へ移行！」と言われたら、どう対応すればいい？

A 救急カートを運搬し、気管挿管の準備を行います。
急変リスクが高いため、必ず看護師が1人付き添い、観察を継続してください。

　患者の全身状態が不安定であり急変する可能性があるため、必ず看護師が1人付き添い、観察を継続します。

　医師が適切なNPPVの換気設定と酸素濃度の管理を行っている間に、看護師が人員を確保し、救急カート・気管挿管の準備を行います。気管挿管に必要な物品は、セットにしてBOXにおさめておくとよいでしょう。

　当院では、NPPV本体にバッグバルブマスクとジャクソンリース、マスク、酸素流量計などをおさめた袋を設置し、急変時の初期対応に備えています。

(小島佳子)

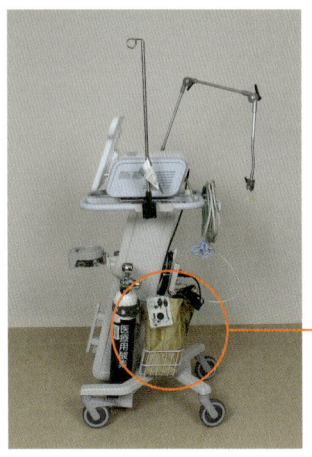

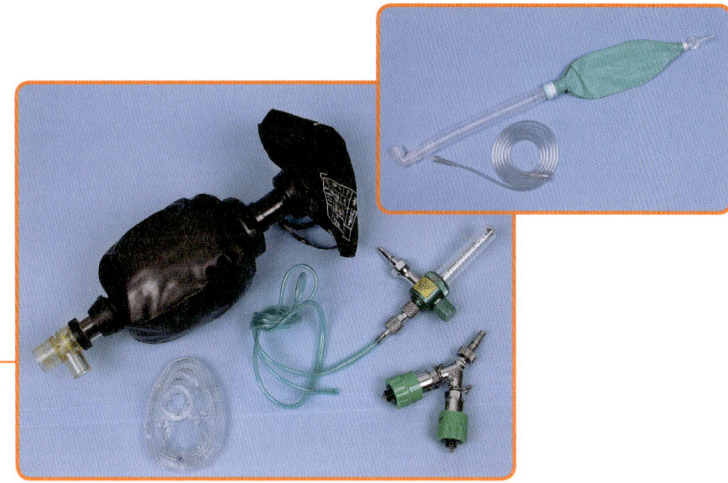

急変初期対応の準備

Part Ⅱの文献
1　日本呼吸器学会：NPPV(非侵襲的陽圧換気療法)ガイドライン．南江堂，東京，2006．
2　長谷川隆一，近藤康博，谷口博之：NPPV導入時のポイント．呼吸器ケア2006；4(11)：74-85．

Column　トラブルに強くなる！　シミュレーション・トレーニング

近年、医療現場では知識や技術の習得、臨床での応用力や実践力を身につける教育方法として、シミュレーション・トレーニングが注目されています。

なかでも、「フルスケール・シミュレーション」は、テクニカルスキルだけでなく、ノンテクニカルスキル（チームワークやリーダーシップなど）を学ぶうえでも効果的です。

■「急変したらどうしよう？」を「こうしよう！」へ

人工呼吸器やNPPVなどを管理する看護師は、急変やトラブルへの大きな不安を抱えていることが多いと思います。「急変は怖い」「なるべく避けたい」「でも、本当は対応を身につけたい」そう考えているスタッフもいるでしょう。その不安を払拭するために、シミュレーション・トレーニングでリハーサルしておきましょう。

「体験したことがないから怖い」のです。逆に、一度でも「急変」「トラブル」そんな場面を経験できたら、「次はきっと対応できる」そう思えるのではないでしょうか？

シミュレーションなら、本来失敗の許されないさまざまな場面を繰り返し再現し、学ぶことができます。症例を振り返ることで熟考することができ、反省を活かして再び同じトラブルに立ち向かうことができるのです。「どうしよう？」を「こうしよう！」に変えるには、体験が最も効果的で効率的な方法といえます。シミュレーションによって、知識と技術だけでなく、自信を身につけましょう。

■シミュレーション・トレーニングって設備が必要？　準備が大変？

高機能シミュレーターがなくても、NPPVの訓練は可能です。

当院では、NPPVのシミュレーションは、必ず「人間」が患者役を演じます。そのほうが同調性も良いですし、異常や急変をリアルに演じることができるからです。

例えば、「突然、患者が苦しがってマスクを外してしまった」「器械が異常音を発して緊急停止してしまった」など、シナリオは自由自在です。

■シナリオを作ってみよう

リアルなシナリオを作るには、NPPVの機器操作や疾患の特徴、適切な対応など多くの知識が必要となりますが、実際にやってみると、結構楽しい作業です。

これらの作業は、できれば多職種で実施することをおすすめします。職種を超えたディスカッションにより、互いの視野が広がりますし、知識の獲得にもつながります。

「教えることは2度学ぶこと」作ったシナリオを是非、実践してください。

（濱本実也）

Part III

NPPV導入
「説明」と「マスクフィッティング」が成功のカギ

- うまくいくNPPV導入のポイント
- どう選ぶ？　マスク選択の秘訣
- どうする？　マスクフィッティング
- もっと知りたいQ&A　スムーズな導入テクニック
- もっと知りたいQ&A　マスクフィッティングのコツ

何事も「最初が肝心」。NPPVも例外ではありません。
無理に開始しても長続きしないのは周知のことですが、患者の「理解」と「納得」を得て導入するには、いくつかのポイントがあります。
Part IIIでは、患者にどのように説明して、どのように開始するのか、基本的な手順から、難しい患者に対する導入のテクニックまで、わかりやすくまとめました。

Part III　NPPV導入

うまくいく
NPPV導入のポイント

> **理解のポイント**
> ● 導入前に「NPPVで改善しないときに気管挿管を希望するか」を確認しておく。
> ● 説明は、マスクを見せながら、わかりやすい言葉で行う。
> ● 導入時には、不快感を与えないよう、低い圧から開始する。

■チャートで見るNPPV導入のながれ

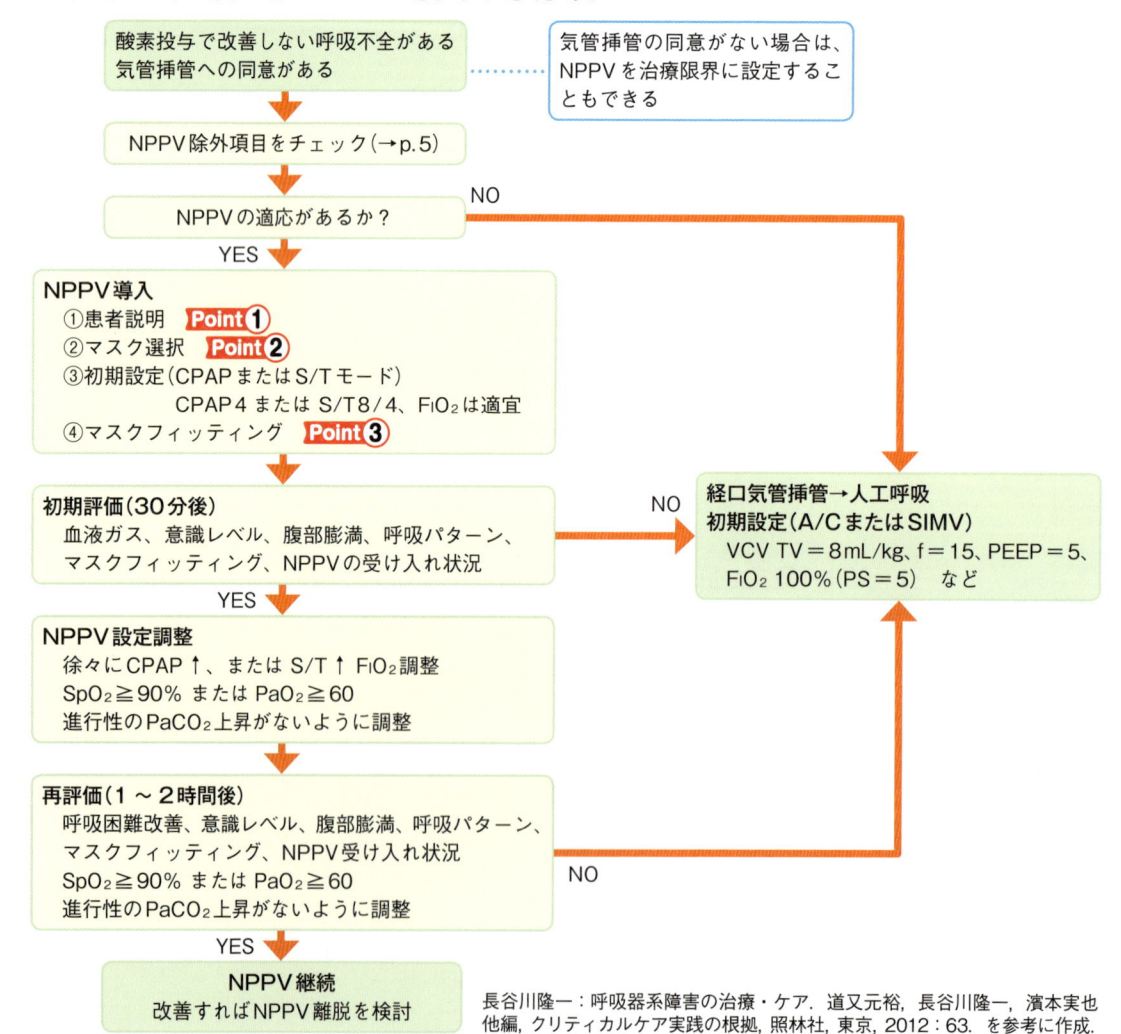

```
酸素投与で改善しない呼吸不全がある     気管挿管の同意がない場合は、
気管挿管への同意がある          ……  NPPVを治療限界に設定するこ
      ↓                  ともできる
NPPV除外項目をチェック（→p.5）
      ↓
NPPVの適応があるか？ ─── NO ───┐
      ↓ YES                │
NPPV導入                    │
 ①患者説明　Point①           │
 ②マスク選択　Point②          │
 ③初期設定（CPAPまたはS/Tモード）  │
       CPAP 4 またはS/T 8/4、FiO₂は適宜
 ④マスクフィッティング　Point③   │
      ↓                  │
初期評価（30分後）              │
 血液ガス、意識レベル、腹部膨満、呼吸パターン、
 マスクフィッティング、NPPVの受け入れ状況
      ↓ YES   NO ────→ 経口気管挿管→人工呼吸
                       初期設定（A/CまたはSIMV）
                        VCV TV＝8mL/kg、f＝15、PEEP＝5、
                        FiO₂ 100%（PS＝5）　など
NPPV設定調整                 │
 徐々にCPAP↑、またはS/T↑ FiO₂調整
 SpO₂≧90% またはPaO₂≧60
 進行性のPaCO₂上昇がないように調整
      ↓
再評価（1～2時間後）             │
 呼吸困難改善、意識レベル、腹部膨満、呼吸パターン、
 マスクフィッティング、NPPV受け入れ状況
 SpO₂≧90% またはPaO₂≧60
 進行性のPaCO₂上昇がないように調整
      ↓ YES   NO ────→
NPPV継続
 改善すればNPPV離脱を検討
```

長谷川隆一：呼吸器系障害の治療・ケア．道又元裕，長谷川隆一，濱本実也
他編，クリティカルケア実践の根拠，照林社，東京，2012：63．を参考に作成．

患者には、こう説明する！ Point①

　NPPVが継続できるかは、導入時が一番のポイントになります。

　通常の人工呼吸管理では、眠らせて同調させることが可能ですが、NPPVは、患者の自発呼吸が不可欠になるため、患者の協力が必要です。最初に不快感を与えてしまうと、その後も拒否が続き、継続が困難になってしまいます。

　患者は死を予感させる呼吸困難のなかで、初めて見るマスクや人工呼吸器、アラームなどの騒音にパニックに陥りやすいです。余裕がある状況なら、マスクを顔に当てる前に、患者の手に当てるなどしながら「このように風が流れてきます」「マスクは、サイズや形がいろいろあり、変更可能です」と、わかりやすい言葉で説明します。さらに「会話や食事が可能です。いつでも困ったことがあればお話しください」「状況に応じて中断が可能です」「苦痛があれば、お薬なども使えます」と説明を加えていくとよいでしょう。

■導入前に「わかってもらえる」説明を

　NPPV導入の前には、必ず医師が本人および家族にインフォームドコンセントを行います。その際、重要になってくるのが「どこまでの治療を希望するか」という点です。

　看護師としてしっかり確認しておく必要があるのは「NPPVを導入しても改善しない場合、気管挿管して人工呼吸管理を行うかどうか」です。気管挿管への同意がある場合には、いつでも実施できるよう準備しておきます。

　ほとんどの患者や家族は、NPPVを見たことがありません。そのため、インフォームドコンセントの際、看護師は、患者と家族が「理解できているか」を判断し、理解の補助となるよう、NPPVマスクなどを見せながら、平易な言葉で説明を加えることも重要です。

■初期評価までは「不快感がないこと」を最優先に

　NPPV導入時には、できるだけ低い圧から開始します。CPAP＝4あたりから始めると、圧に対する不快感がなく、導入しやすいです。導入前から動脈血の$PaCO_2$が高い場合は、二酸化炭素の貯留を改善するためにS/Tモードから開始します。

　初期評価は、30分後に行います。血液ガス採取の介助を行い、全身および呼吸状態の観察（意識レベル、腹部膨満、呼吸パターンなど）を行います。その際、マスクフィッティング、NPPVの受け入れ状況を確認することが重要です。

　初期評価後、医師がCPAPやS/Tの圧を高くして設定を調整します。その際、高い圧による不快感の有無を確認し、循環動態の変動に留意します。

（福家寛樹）

ワンポイントアドバイス

●看護師は、患者・家族が医師の説明をどれだけ理解できたか、あるいは納得して受け入れたか、聞きそびれたことはないかなどを確認することも重要でしょう。

KEY WORD

- **CPAP**：吸気・呼気とも、一定の圧力をかけるモード。
- **$PaCO_2$**（arterial CO_2 pressure：動脈血二酸化炭素分圧）：PaO_2とともに、肺の換気機能の指標となる。
- **S/Tモード**：自発呼吸をIPAP圧で補助するが、一定時間自発呼吸がない場合にはバックアップ換気で補助するモード（→p.48）。

Part Ⅲ　NPPV導入

どう選ぶ？ マスク選択の秘訣

> **理解のポイント**
> - マスクには、フェイスマスク、トータルフェイスマスク、ネーザルマスクがある。
> - それぞれのマスクの特徴を知り、患者に合ったマスクを選択することが重要。

マスクの種類と選択のポイント Point❷

「急性期向け」と「慢性期向け」があります。

急性期向けとされるのは、口と鼻を覆って、開口したときでも圧をかけて換気できるタイプ（フェイスマスク、トータルフェイスマスク）です。

一方、慢性期向けとされるのは、鼻を覆うタイプ（ネーザルマスク、ピローマスク）で、食事や会話および自由な休憩ができるのが特徴です。

KEY WORD
- ピローマスク：シリコン製の鼻ピローを直接鼻腔に差し込むタイプのマスク。鼻周囲の皮膚トラブルが少なく、圧迫感もない反面、鼻腔の入り口の乾燥と粘膜の炎症が起こりやすい。

フェイスマスク（口鼻マスク）

メリット
- 口鼻を覆うため、リークが比較的少ない。
- サイズはS/M/Lから選択でき、さまざまなタイプのマスクを選択可能。
- 当院では救急外来で装着する場合には、ヘッドギア付きのPerforma Trakを使用している。

デメリット
- 痰の喀出時にマスクを外す必要がある。
- 嘔吐時に誤嚥しやすい。
- 会話が聞き取りにくい。

Comfort Full（コンフォート フル） 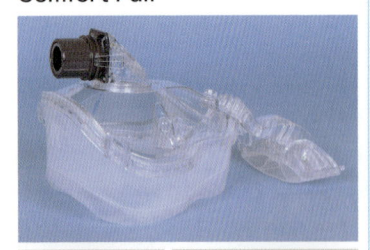 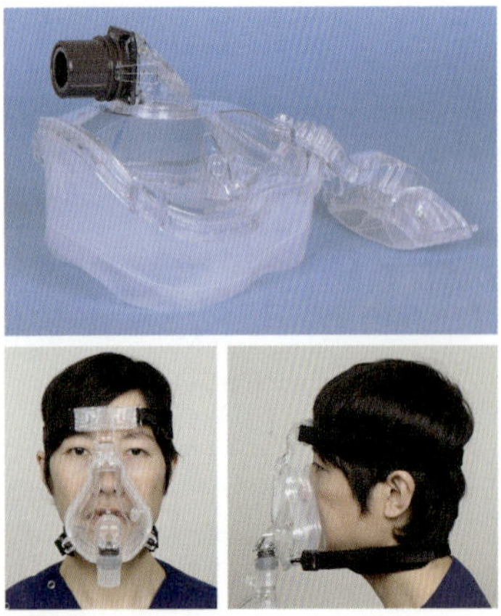
- 最もよく使われているマスク。

Comfort Gel Blue（コンフォート ジェル ブルー） 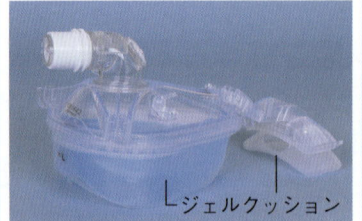 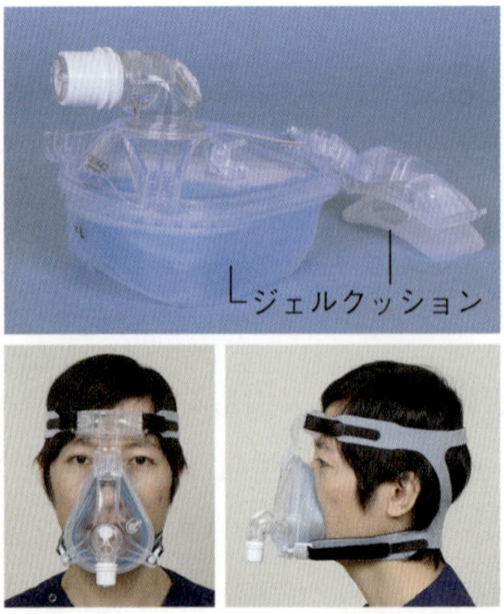
ジェルクッション
- 顔にやさしくフィットするように、クッションがジェルになっているタイプ。

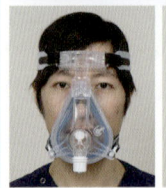

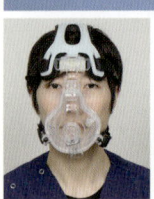

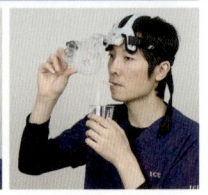

PerformaTrak（パフォーマトラック） 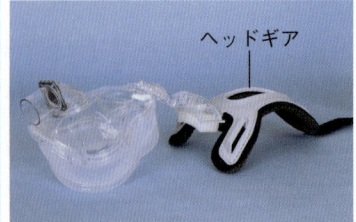
ヘッドギア
- ヘッドギアがあるため安定したフィッティングが得られ、ずれが生じにくい。
- マスクを引き上げるだけで容易に食事や飲物を摂ることが可能。

トータルフェイスマスク

メリット
- マスクサイズ選択の必要性がないため救急に使用可能。
- リークが少なく、皮膚トラブルが少ない。
- フェイスマスクより視界が開けるため、好まれる患者もいる。

デメリット
- 閉塞感が強い、会話が困難、眼球乾燥が起こりやすい、マスクが大きく死腔が大きい。
- 嘔吐や誤嚥のリスクがある患者には推奨できない。
- マスクが大きく、のどや前胸部に下部が接触してしまうこともある。

トータルフェイスマスク「Philips(フィリップス)」

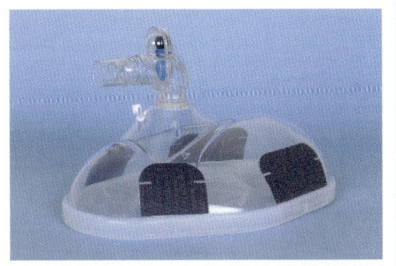

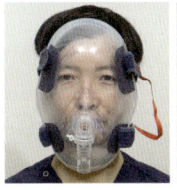

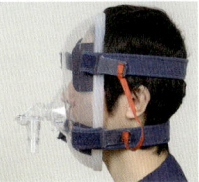

PerforMax(パフォーマックス)

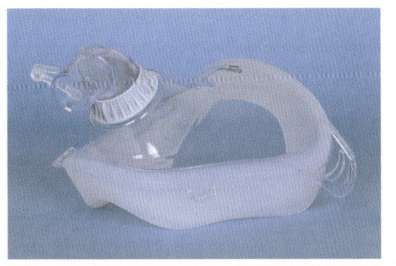

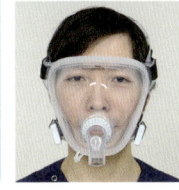

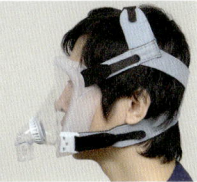

L/Sの2サイズから選択できる。額の部分にリークを生じやすい。ヘッドギアを最大限に広げながら装着するとリークを抑えられる。それでもリークが多い場合には額に皮膚保護材や冷却シートを貼るとよい。

ネーザルマスク(鼻マスク)　慢性期向け

メリット
- 軽量で死腔量が少ない。
- 口がフリーなので会話や痰の喀出が容易。

デメリット
- 無意識に口が開いてしまう患者には使用できない。
- 鼻腔に問題がある患者には使用できない。
- 睡眠中に口が開いてリークが増える患者にはチンストラップの使用を考慮する。

Comfort Gel Blue(コンフォートジェルブルー) ネーザルマスク

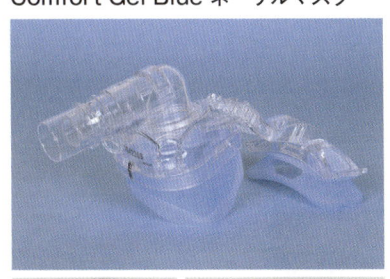

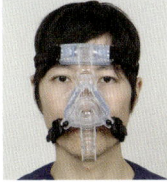

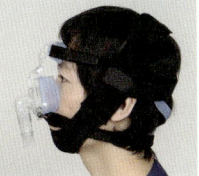

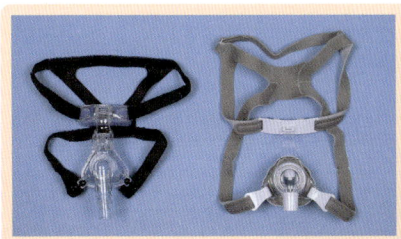

(ピローマスク)

在宅ではさまざまな鼻マスクが使用されています。
口にくわえるタイプ(マウスピース)もあります。

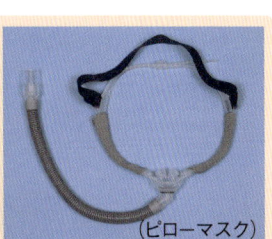

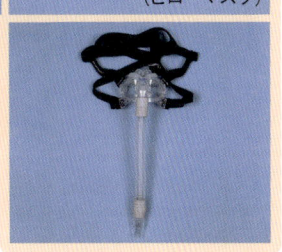

(福家寛樹)

どう選ぶ？マスク選択の秘訣　35

Part Ⅲ　NPPV導入

どうする？
マスクフィッティング

> **理解のポイント**
> - マスクを下顎から当て、徐々にストラップを締めていき、額アームを水平に調整し、いったん離してから最終調整を行うのがポイント。
> - リークには意図的リーク（呼気ポートからの排出）、非意図的リークの2種類がある。
> - 非意図的リークはマスクフィッティングで調整。微調整はサポートアームを活用。

　NPPVについて患者にていねいに説明した後、マスクを顔に当てていきます。最初は、ストラップを締めず、医師や看護師がマスクを手で保持して、呼吸が同調できるように説明をしながら15分ほどそばに付き添います。このとき「上手に吸えていますよ」とほめると、患者は継続しやすくなります。

　また、装着後も最初は可能な限り休憩時間を入れて、徐々に装着時間を延ばしていくと、ストレスなく継続できます。

ワンポイントアドバイス
- フィッティング技術が未熟だと、マスク関連の合併症が生じやすくなります。
- スタッフ同士でフィッティングを体験するなど、経験を重ねて手技を身につけるのが効果的です。

うまくいくフィッティングのコツ　Point❸
■当てるのは「下顎から」

　マスクは下顎から当てていきます。左右対称に、横から見て顔面に水平に当てていきます。

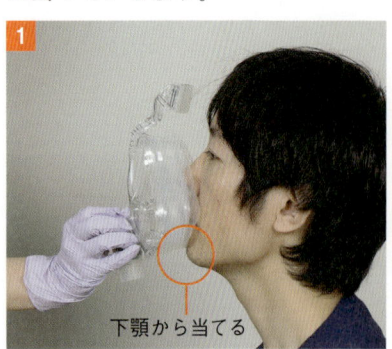

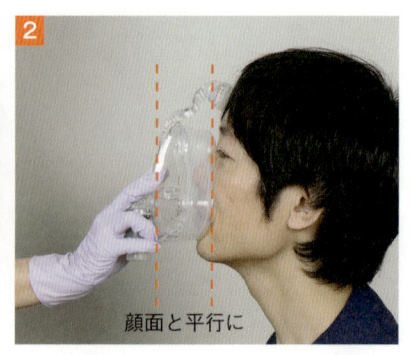

1 下顎から当てる

2 顔面と平行に

■締めるのは「徐々に」

ストラップは、最初ゆるめにして、徐々に締めていきましょう。マスクを縁取っているクッションが空気で膨らむ程度に締めるのがポイントです。

モニターでリーク量を確認しながら、締めすぎないように調整します。

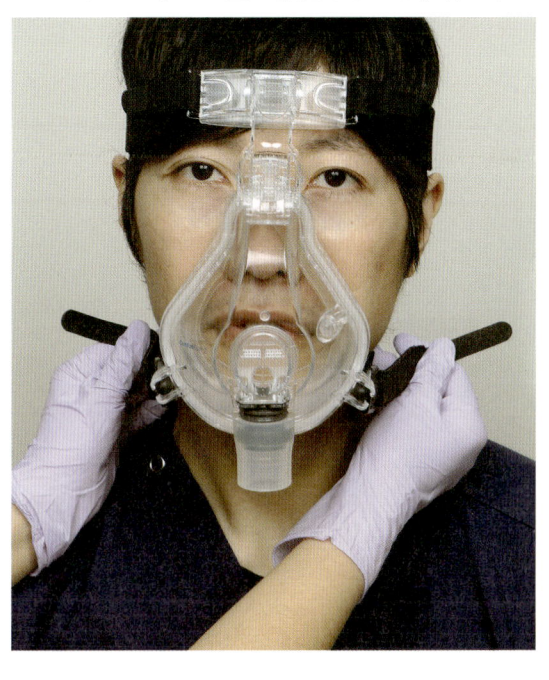

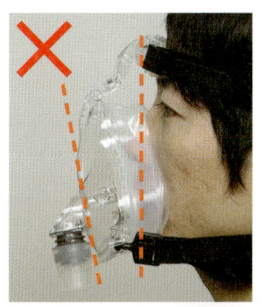

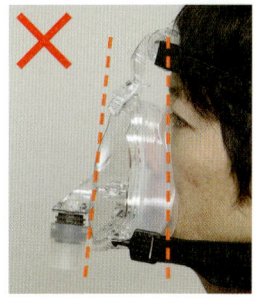

顔面と並行になっていない

■微調整は「サポートアーム」で

サポートアームで、目の付近・口の下からの空気漏れを軽減できるよう調整します。

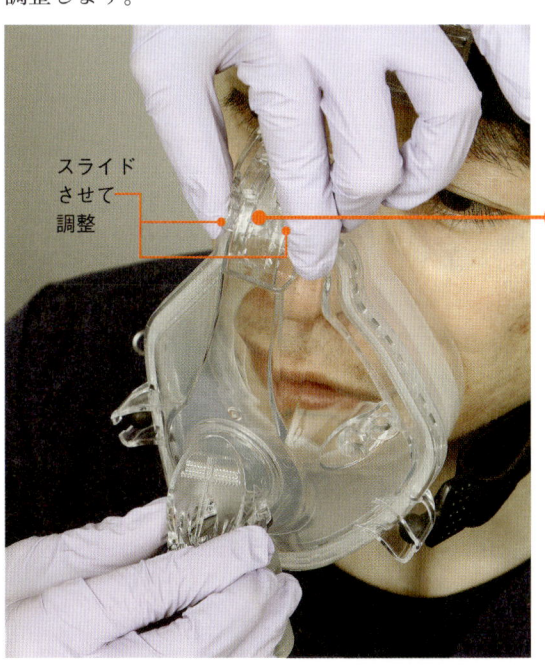

スライドさせて調整

目の上に空気漏れがある場合は上へ移動
サポートアーム
口の下に空気漏れがある場合は下へ移動

> **ワンポイントアドバイス**
>
> **徐々に締めるときのコツ**
>
> ●2横指ほど余裕をもたせるのがポイントです。
> ●リーク量が多い場合は「微調整が必要」と考えます。

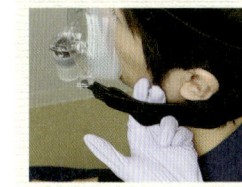

KEY WORD
■サポートアーム：角度の微調整機能。

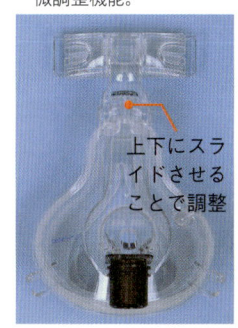

上下にスライドさせることで調整

Ⅲ NPPV導入

どうする？ マスクフィッティング　37

■最後の微調整は「ちょっと浮かせて」

最後に、ストラップは締めたまま、マスクを少しだけ顔から浮かせ、圧が一定になるように微調整します。マスク部分にエアクッションができ、圧が均等に加わるように調整できるとベストです。

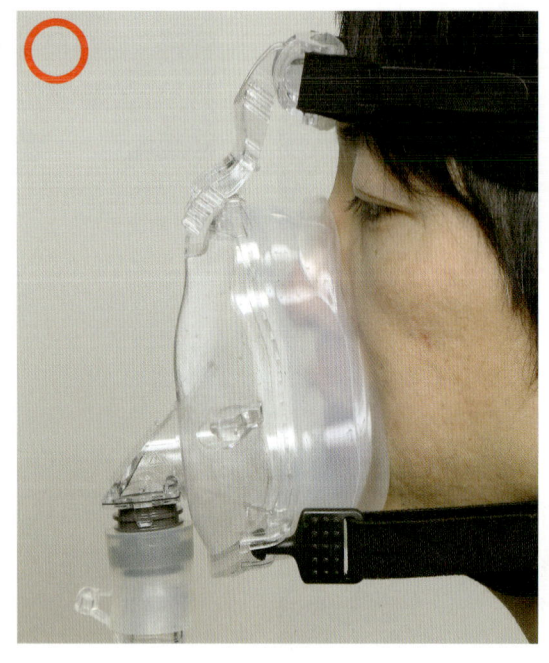

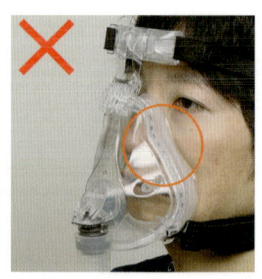

○

× エアクッションがつぶれている

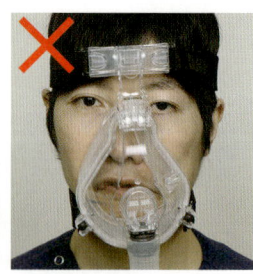

× 目頭が引っ張られる

> 機械からの送気時に、マスクが顔面から少し浮く状態ならOK！

リークの考え方

リークには、意図的リーク（intentional leak）と、非意図的リーク（unintentional leak）の2種類があります。

意図的リークは、呼気排出孔（呼気ポート）からのリークで、V60ではマスクの選択が合っていれば補正されます。

非意図的リークには「マスク上部へのリーク」「マスクから頬へのリーク」などがあります。

マスク上部へのリークは、眼球乾燥を起こすので、すみやかな調整が必要です。

一方、マスクから頬へのリークは、許容範囲60L/分内で調整します。リークをなくそうと、マスクの固定を強めることがありますが、皮膚損傷など合併症の原因となるので注意が必要です。必ずリークを残すように調節することが大事です。

リークが多い場合には、皮膚保護材を使用（→p.83）したり、義歯を外すとリークが増える場合には義歯をつけて装着したりします。

（福家寛樹）

KEY WORD

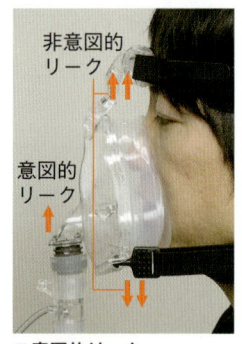

非意図的リーク

意図的リーク

■ 意図的リーク
（intentional leak）
回路やマスク内に貯留した呼気に含まれるCO_2を呼気排出孔から排気するため、ふさがないこと

- 痰などによる呼気排出孔の閉塞に注意
- 呼気を十分に出しCO_2の再呼吸を防ぐためには4cmH$_2$O以上のEPAPが必要[2]

■ 非意図的リーク
（unintentional leak）
対処：マスクフィッティングを行いリークを調整

もっと知りたいQ&A スムーズな導入テクニック

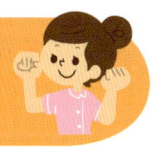

Q5 NPPVの評価は、いつ行う？

A 初期評価は30分後に行います。その後は、1〜2時間ごとに再評価を行ってください。

チャート(→p.32)にもあるように、NPPV導入時の初期評価は30分後です。

初期評価に基づき、医師がNPPVの設定を変更したら、CPAP＝8やS/T＝12/4など、高い圧がかかってきます。そのため、陽圧による合併症(上気道の乾燥、眼球の乾燥・充血、腹部膨満感や嘔吐など)に注意しながら、1〜2時間以内には再評価を行います。

血液ガスなら、酸素化は十分か、二酸化炭素は貯留していないかなどをチェックします。

(福家寛樹)

Q6 「圧が高くて苦しい」と訴える患者への対応は？

A Ramp(ランプ)機能を付与してみるとよいでしょう。

Ramp(ランプ)機能(→p.51)を付与してみましょう。設定時間(OFF〜45分)に応じて、少しずつ設定圧まで到達できるようにします。圧が強くて寝付きの悪い方にも有効です。

Ramp機能がない場合には、少しずつ設定圧を上げながら患者が慣れるのを待ちます。

ただし、呼吸不全が強く、高い設定圧が必要な場合には、デクスメデトミジン(プレセデックス®)[*1]などによる鎮静も検討します。

(福家寛樹)

Q7 看護師として、一番重要なことは？

A 「患者の訴えを聞く」ことが最も重要です。
拒否の軽減、合併症予防に必ず役立つ情報が得られます。

NPPVでは会話が可能です。患者の訴えにはしっかり耳を傾けましょう。

「マスクがきつい」「のどが渇いた」などの訴えを聞き、ケアしていくことでNPPVへの拒否が軽減します。また、これらは皮膚トラブルなどの合併症予防にもつながります。

(福家寛樹)

[*1] デクスメデトミジン(プレセデックス®)：2010年に適応が拡大されてから、よく利用されるようになった鎮静薬。特徴は、投与中でも容易に覚醒すること、呼吸数やSpO$_2$への影響が少ないこと、いくぶんか鎮痛作用があることなどである。

Q8 疾患によって工夫していることはありますか？

A 慢性的な症状がある患者に対しては、呼吸のリズムを誘導するだけでも効果があります。突然発症する心不全や喘息などの場合は、「症状が緩和される」ことが実感できるようにかかわるとよいでしょう。

■慢性的な症状のある疾患

COPDなど、慢性的に呼吸困難のある患者や、CO_2が貯留している患者は、比較的、導入時の拒否は少ないです。しっかり息が吐けるよう「吸って〜、吐いて〜」と呼吸のリズムを誘導するとよいでしょう。

■突然症状が起こる疾患

1. 心不全

突然発症する心不全では、経験したことのない胸苦しさや呼吸困難に加えて、NPPV装着という未経験のことが導入されるため、パニックになりやすいです。

しかし、CPAPを導入すると、すみやかに症状が緩和する患者も多いため、しっかり装着前に説明を行い、ストラップを装着せずに15分ほどそばでマスクを保持しながら、症状が緩和できてくることを実感してもらうとよいでしょう。

2. 喘息

喘息では、酸素投与と気管支拡張薬が第一選択になるため、すみやかにNPPVを装着し、NPPV下でのβ吸入薬およびステロイド投与を併用して、症状を和らげるようにするとよいでしょう。

また、呼気を補助するように呼吸介助を併用するのも有効です(図)。

（福家寛樹）

図　NPPV装着下での呼吸介助

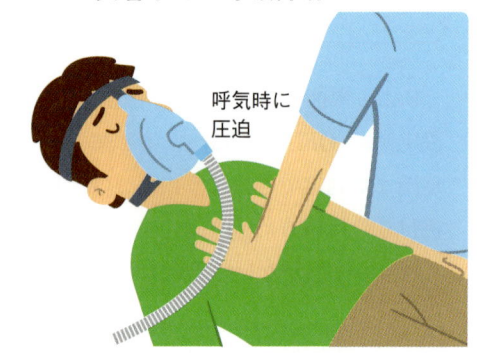

呼気時に圧迫

(徒手的)呼吸介助は、あくまで補助的な手技として実施します。期待できる効果が得られない場合は、すみやかに中止してください。

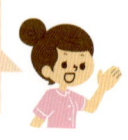

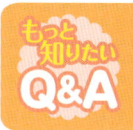

もっと知りたいQ&A マスクフィッティングのコツ

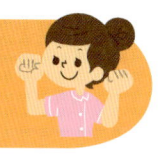

Q9 患者の協力を得るためのテクニックは？

A 適切なサイズのマスクを選択すること、マスクの感覚と陽圧に慣れてからストラップを固定することが大切です。必要時には、呼吸介助を行ってもよいでしょう。

NPPVは、患者の協力が不可欠です。

患者に合うマスクのサイズが決定したら、すぐにはストラップで固定せず、患者本人あるいは医療スタッフが手でマスクを保持します。

まずは、マスク装着の感覚と陽圧に慣れてもらうことが必要です。その際のポイントとして、看護師や理学療法士がゆっくりとした呼吸となるように呼吸法を指導し、声かけをしながらリラックスしてもらうとよいでしょう。

患者自身で呼吸がコントロールできない場合は、呼吸介助の実施も有効な手段です。

マスクの不快感によりがまんの限界となった場合には状態に応じて一時的に外すことも考慮します。

（渡邉文子）

Q10 多職種連携のポイントは？

A 自分ひとりですべてやろうとせず、各職種の視点を尊重しながら協働していくことがポイントです。状況が許せば、歯科のスタッフにも協力してもらうとよいでしょう。

マスクフィッティングに限らず、NPPV治療は、医療スタッフが連携を図ってはじめて成功する治療です。

医師は、患者の状態を常に把握しながら、最適なマスクでの換気モード設定・変更を行います。

看護師は、ベッドサイドで患者の訴えに耳を傾け、マスク装着を励ましたりほめたりすることや、不快感の対応について医師と相談することなどが主な役割です。

理学療法士は、呼吸法指導や呼吸介助などを実施し、また装着時の姿勢に配慮します。

多様な機器の特徴を把握している臨床工学士には、患者に最適な機器を提案してもらいます。

マスク装着が長期に及ぶ場合には、歯科医師や歯科衛生士による義歯の観察や口腔ケアについての介入も必要です。

（渡邉文子）

Part Ⅲの文献
1 長谷川隆一：呼吸器系障害の治療・ケア．道又元裕，長谷川隆一，濱本実也他編，クリティカルケア実践の根拠，照林社，東京，2012：63．
2 日本呼吸器学会 編：NPPV（非侵襲的陽圧換気療法）ガイドライン．南光堂，東京，2006：2-27．
3 小林由美：NPPVトラブルシューティングQ&A 50．呼吸器ケア 2012；10(3)：8-14．
4 谷弥生：NPPVトラブルシューティングQ&A 50．呼吸器ケア 2012；10(3)：24-32．
5 丸川征四郎：Q&Aで学ぶ実践！NPPV―急性期から在宅ケアまで―．救急・集中治療 2006；18(9・10)：1271．
6 横山俊樹，近藤康博：ここまでできる急性期NPPV．呼吸器ケア 2014；12(1)：29-35．

Column 「呼吸回数」の重要性

バイタルサインの測定は看護師の基本的観察項目ですが、ついつい忘れられるのが「呼吸回数」です。しかし、呼吸回数は、急変予測のうえでも重要で、「モニター」ではなく「自分の目で」観察することは、非常に大切です。

■頻呼吸に気づくには「休止期」をみる

成人の呼吸回数の基準値は15〜20回/分程度で、通常25回/分以上が頻呼吸とされます。ちなみに、急変や重症化を示す報告基準値は8〜10回/分未満、30〜36回/分以上が多いようです。

呼吸は、脈拍のように一定ではなく、患者の意思によって変えることができるため、呼吸回数を観察する際には「なるべく普通の状態で、1分間数える」と教わります。しかし、急変かもしれないなかで1分間じっと患者を見つめるのは「苦痛」であり「不安」です。

本編(p.77)で、正常な呼吸の吸気時間・呼気時間・休止期について示しましたが、これを理解

していれば、頻呼吸に気づくのは難しくありません。頻呼吸では「休止期」がなくなるため、「休止期の有無」を確認できれば、観察時間が短くても「頻呼吸」に気づくことができます。

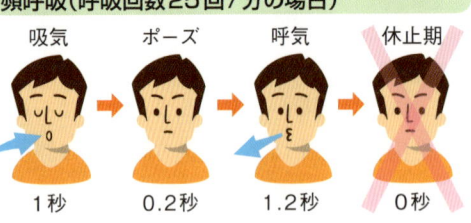

■呼吸回数で急変を察知する

最近、予期せぬ院内死亡を回避することを目的とするRapid Response System(RRS)が注目されています。このシステムは、バイタルサインなどに異常が生じた場合に、医師や看護師などからなるRapid Response Team(RRT)が対応するもので、患者のみならず病棟看護師にとっても強い味方といえるでしょう。

「急変」と呼ばれる事態を振り返ると、多くは2時間前には異常を示す徴候が始まっているといわれます。私たちには「急変対応」の前に「急変を察知する」ことが求められているのです。

新井ら[1]は、自施設で起動されたRRS 218件の要請内容や必要とされた処置などを分析していますが、要請内容の約50%(108/218件)は呼吸数25回/分以上であり、実施した処置は気道吸引116件、酸素投与83件、バッグバルブマスク32件、気管挿管26件、人工呼吸器設定変更25件、NPPV装着21件など、「呼吸管理」がほとんどを占めていたと報告されています。

つまり、急変を察知する重要な指標は「呼吸回数」であり、「急変対応」として重要なスキルは「呼吸管理」といえるでしょう。

(濱本実也)

文献
1 新井正康, 小池朋孝他：当院で起動されたRapid Response System(RRS) 218件の検討. 日本臨床麻酔学会誌 2013；33(6)：5363-5363.
2 中敏夫, 篠崎正博他：MET/RRS わが国での現状と将来. ICUとCCU 2010；34(6)：435-459.

正常な呼吸（呼吸回数15回/分の場合）
吸気 1秒 → ポーズ 0.2秒 → 呼気 1.2秒 → 休止期 1.6秒

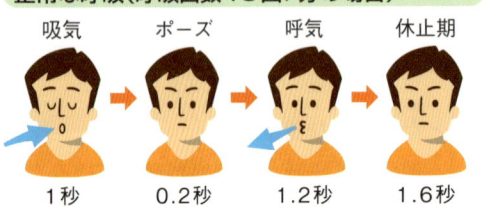

頻呼吸（呼吸回数25回/分の場合）
吸気 1秒 → ポーズ 0.2秒 → 呼気 1.2秒 → 休止期 0秒

Part IV

NPPV設定
グラフィックの意味がわかると見方が変わる

- 換気モードとグラフィックの見方
- グラフィック波形からわかること
- もっと知りたいQ&A 設定を変更する理由

「グラフィックを見ると頭痛がする…」
新人でなくても、グラフィックが苦手な人は少なくありません。
けれど、グラフィックの意味がわかれば、見方が変わります。
そして、見方がわかれば、「頭痛」は「なるほど！」に変わります。
苦手意識を克服して、「グラフィックでこんなことまで、わかるの!?」と、驚きを実感してください。
Part IVでは、基本的なグラフィックの読み方から、異常時の変化、設定変更が必要なサインまでを、段階的にまとめました。

Part IV NPPV設定

換気モードと
グラフィックの見方

> **理解のポイント**
> - 代表的な換気モードは、CPAP、Sモード、Tモード、S/Tモードの4つ。そのうち、よく使うのは、CPAPとS/Tモード。
> - その他おさえておきたいモード・機能には、PCVモード、AVAPSモード、C-Flex機能、Ramp機能がある。

NPPVに使用される換気モード

　NPPVに使用される代表的な換気モードには、吸気相・呼気相にも一定の陽圧をかける（＝EPAP）CPAPモードと、陽圧をかけて（＝IPAP）換気をサポートするSモード・Tモード・S/Tモードがあります。一般的に使用されるのは、CPAP、S/Tモードです。最近の機種では、PCVモードやAVAPSモードなどもあります。

　まずは代表的な換気モードを理解しましょう！

KEY WORD
- **CPAP**（continuous positive airway pressure）：吸気呼気とも一定の圧力をかける。
- **S**（spontaneous）：自発呼吸のみIPAP圧で補助する。
- **T**（timed）：設定した呼吸数だけIPAP圧で補助する。
- **S/Tモード**（spontaneous/timed）：自発呼吸をIPAP圧で補助するが、一定時間自発呼吸がない場合にはバックアップ換気で補助する。

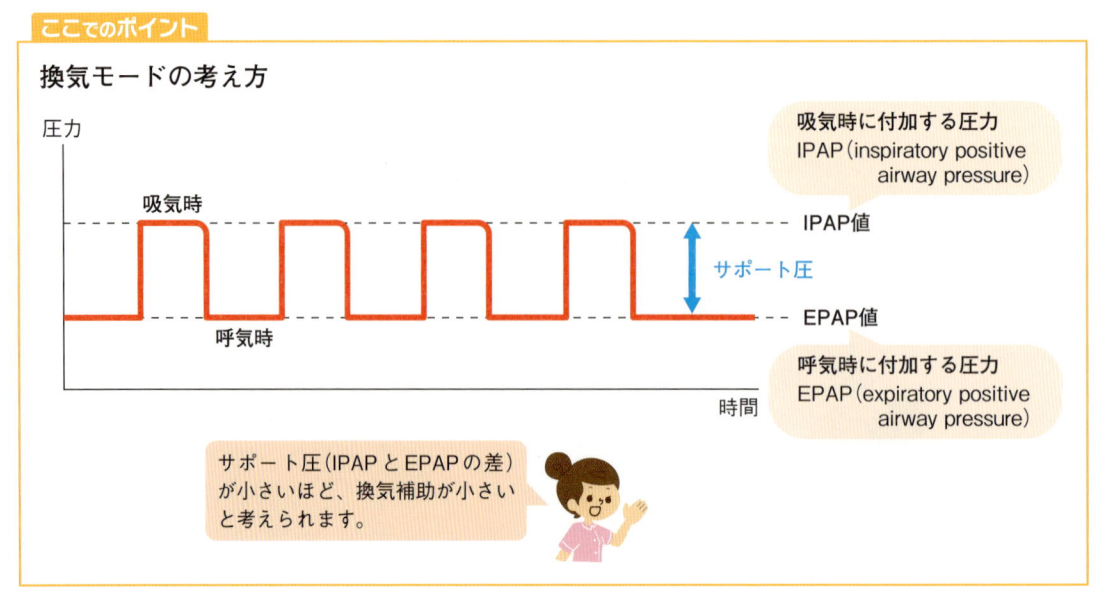

ここでのポイント

換気モードの考え方

圧力／吸気時／呼気時／時間
IPAP値／EPAP値／サポート圧

吸気時に付加する圧力
IPAP（inspiratory positive airway pressure）

呼気時に付加する圧力
EPAP（expiratory positive airway pressure）

サポート圧（IPAPとEPAPの差）が小さいほど、換気補助が小さいと考えられます。

代表的なモード

■CPAP(continuous positive airway pressure：持続気道陽圧)

設定されたCPAPを、患者の吸気相・呼気相の両相にかけることで、気道内の圧力が常に一定になるようにするモードです。呼気時に圧力をかけ続けることで、肺を広げた状態を保持し、かつ肺の容量を増やします。人工呼吸器におけるPEEPと同様の効果が期待できます。

CPAPは、吸気時には吸うスピード(吸気努力)に合わせた量のみ機械よりガスが送気されるため、気道内圧波形は陰圧にならず一定の圧力(設定CPAP値)を維持します。呼気時には、吐く量に合わせて機械からのガスを調節するため、気道内圧波形は陽圧にならず、一定の圧力(設定CPAP値)を維持しようとします。

膨らみにくくなっている病的肺を広げることにより、機能的残気量の増加、酸素化の改善効果や、睡眠時などに起こる上気道閉塞を解除して無呼吸を回避する効果が期待できます。

KEY WORD
- **PEEP**(positive end expiratory pressure)：呼気終末陽圧換気
- **機能的残気量**：正常の一回換気量の最終点における肺内および気道内の空気量。FRC(functional residual capacity)とも呼ばれる。

ワンポイントアドバイス
- 急性期NPPVでは、CPAPは主に低酸素による呼吸不全(I型呼吸不全)で使用されます。
- NPPVのガイドラインで推奨度が高い疾患には、心原性肺水腫があります。

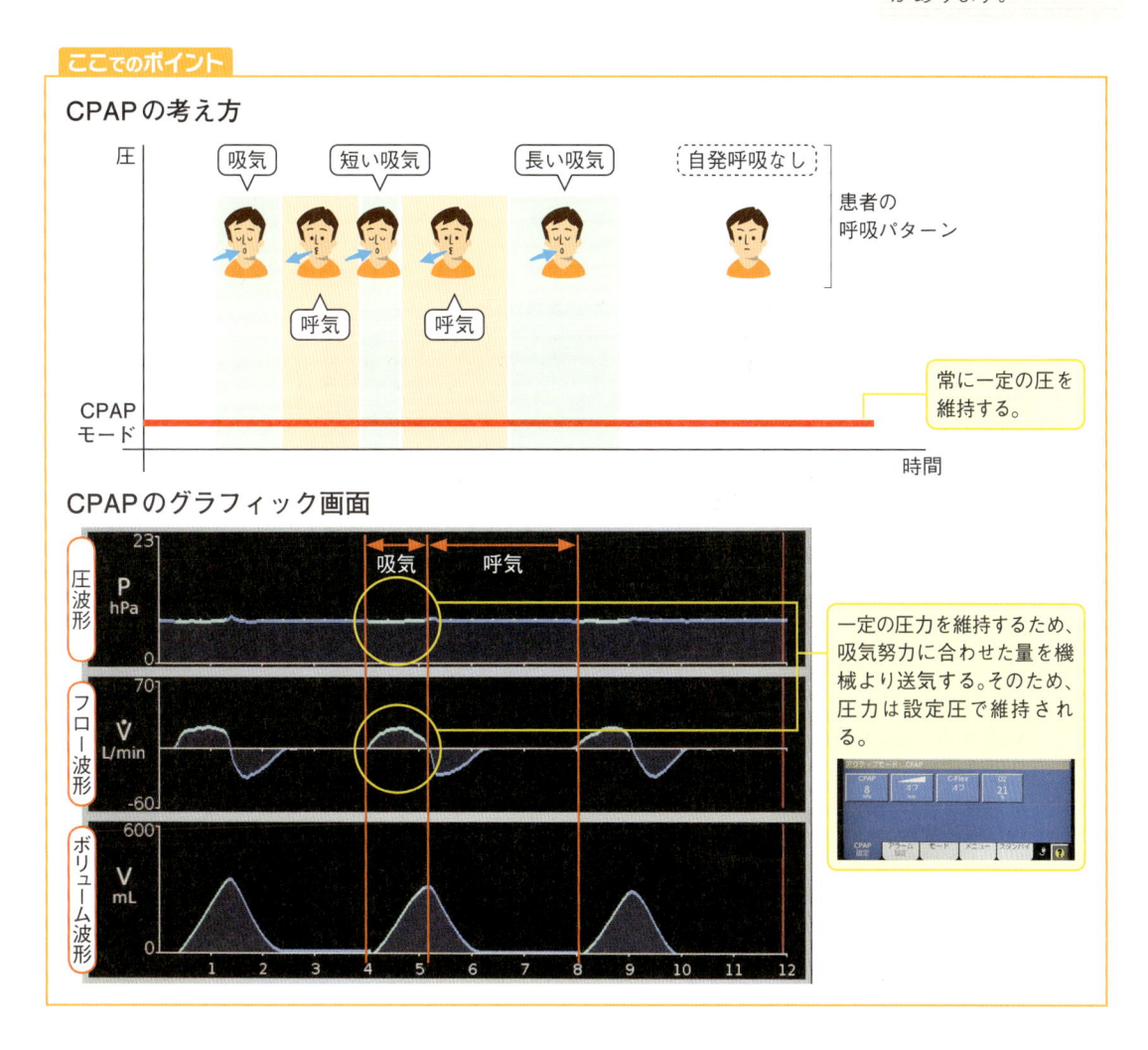

ここでのポイント

CPAPの考え方

(患者の呼吸パターン：吸気／短い吸気／長い吸気／自発呼吸なし、呼気)

CPAPモード：常に一定の圧を維持する。

CPAPのグラフィック画面

圧波形 P hPa (0〜23)
フロー波形 V̇ L/min (-60〜70)
ボリューム波形 V mL (0〜600)

一定の圧力を維持するため、吸気努力に合わせた量を機械より送気する。そのため、圧力は設定圧で維持される。

■Sモード(spontaneous)

　患者の吸気時(自発呼吸)に合わせて設定した圧力(IPAP値)までガスを送気し、換気を補助します。吸気から呼気への切り替わりのタイミングは、患者の呼吸パターンによって異なります。呼気時には、EPAP値を設定し、呼気時に陽圧をかけ続けて肺を広げておくことでCPAPと同様の効果が期待できます。

　Sモードは、2相性の圧レベルによって構成されるため、IPAP−EPAP＝サポート圧となります。呼吸数・吸気時間などは患者の呼吸パターンによって決まり、自発呼吸がない場合は換気補助を行いません。

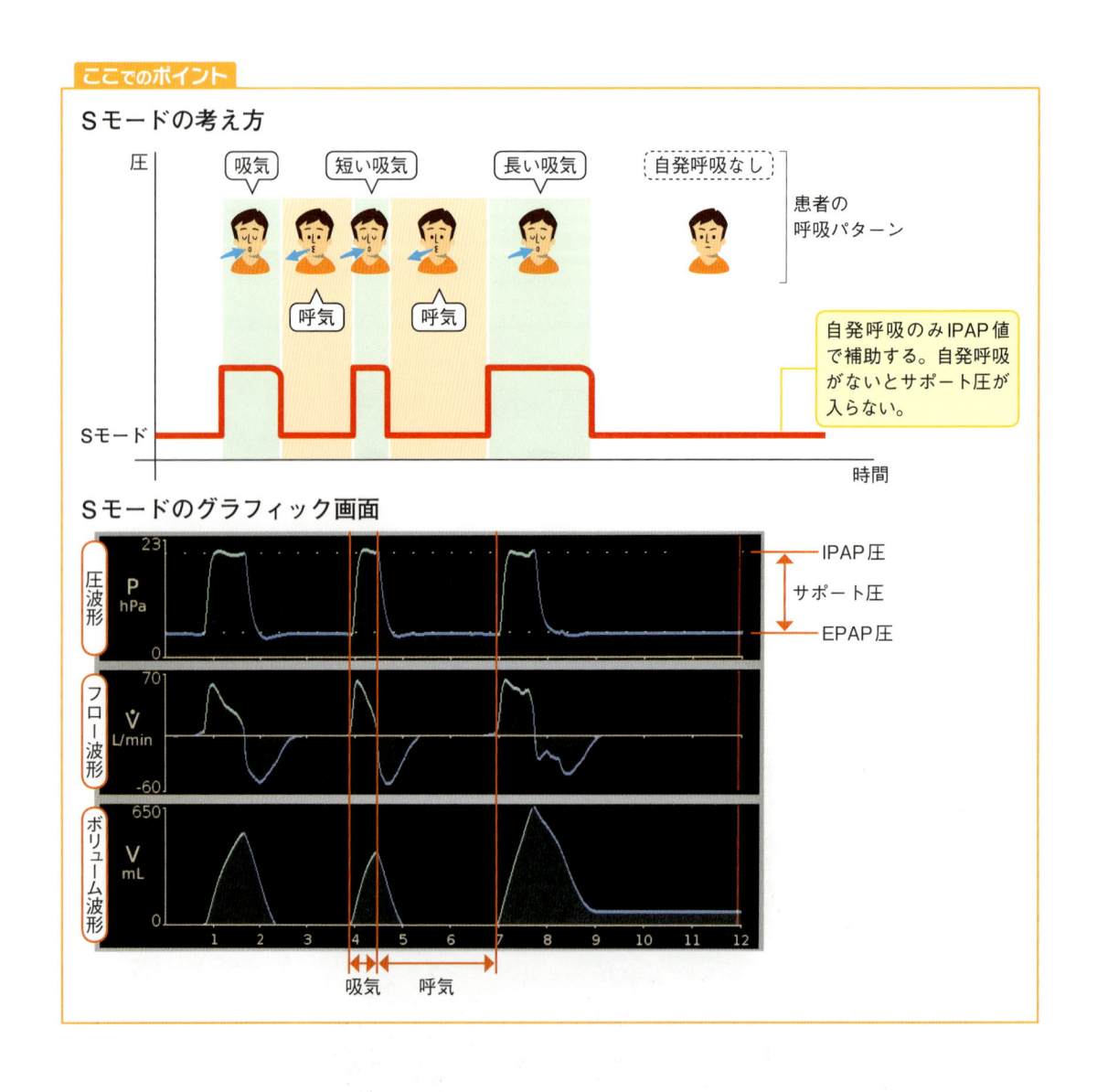

ここでのポイント

Sモードの考え方

自発呼吸のみIPAP値で補助する。自発呼吸がないとサポート圧が入らない。

Sモードのグラフィック画面

- 圧波形 P hPa (0〜23)：IPAP圧、サポート圧、EPAP圧
- フロー波形 V̇ L/min (−60〜70)
- ボリューム波形 V mL (0〜650)

吸気／呼気

■Tモード (timed)

　患者の吸気時(自発呼吸)に関係なく、機械で設定した圧(IPAP値)と換気回数でガスを送気し、換気を補助します。そのため、患者の自発呼吸がなくてもサポート圧(＝IPAP−EPAP)を強制的に送気し、換気を補助します。

　また、吸気相から呼気相への切り替わりのタイミングも、患者のタイミングではなく、設定されている吸気時間によって規定します。呼気時はEPAP値を設定し、陽圧をかけ続けて肺を広げておくことで、CPAPと同様の効果が期待できます。

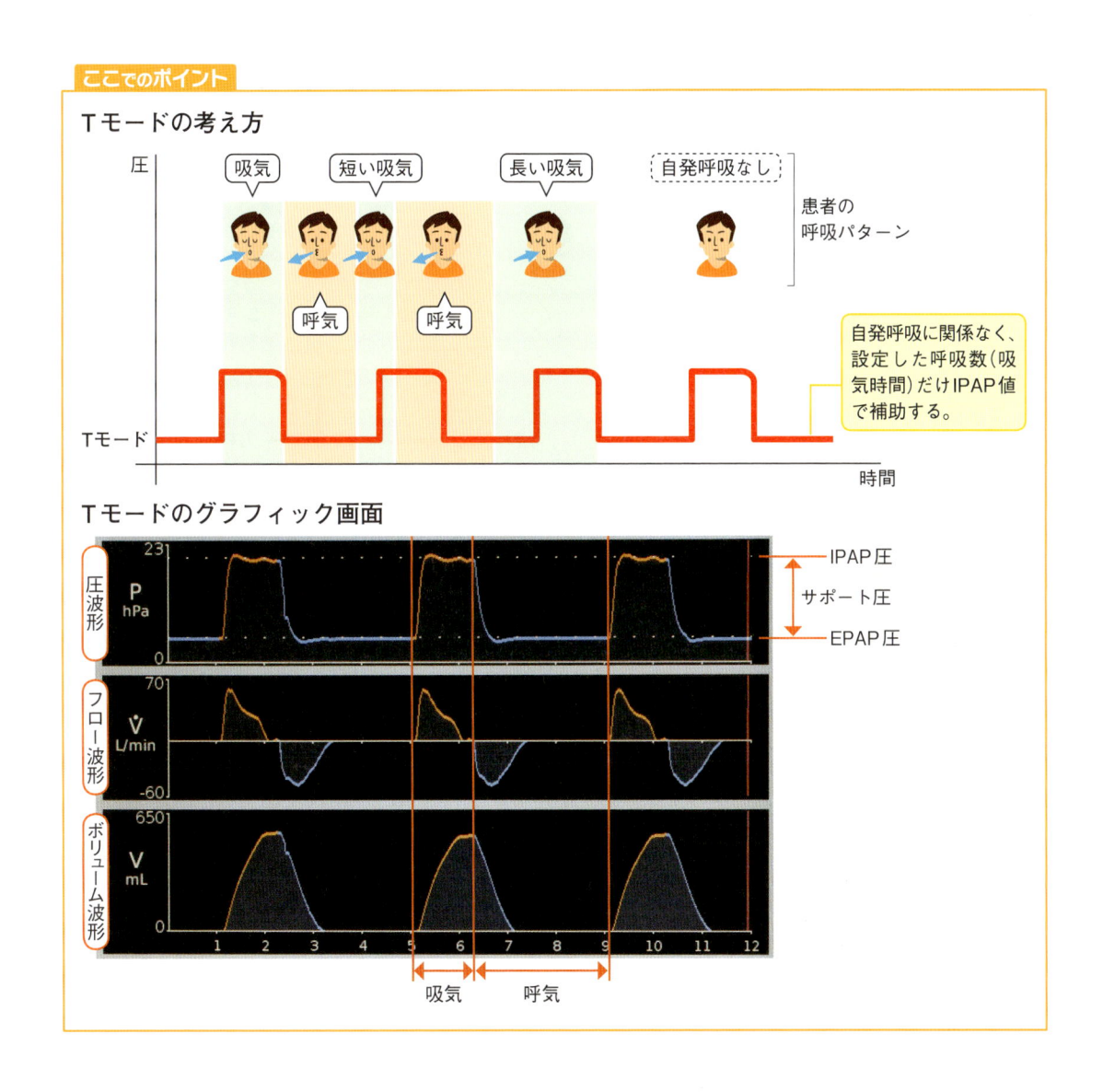

> **ここでのポイント**
>
> **Tモードの考え方**
>
> 患者の呼吸パターン：吸気／短い吸気／長い吸気／自発呼吸なし
>
> 自発呼吸に関係なく、設定した呼吸数(吸気時間)だけIPAP値で補助する。
>
> **Tモードのグラフィック画面**
>
> 圧波形：P hPa (0〜23) — IPAP圧／サポート圧／EPAP圧
> フロー波形：V̇ L/min (-60〜70)
> ボリューム波形：V mL (0〜650)
> 吸気／呼気

換気モードとグラフィックの見方　47

■S/Tモード(spontaneous/timed)

　患者が自発呼吸を行っている場合は、Sモードと同様で、患者の吸気時に合わせて設定した陽圧(IPAP値)までガスを送気し、換気を補助します。自発呼吸時の吸気時間は患者の呼吸パターンによって決定されます。

　しかし、自発呼吸がない場合は、Tモードと同様で、IPAP−EPAP＝サポート圧を強制的に送気し、換気を補助します。また、吸気相から呼気相への切り替わりのタイミングも、患者のタイミングではなく、設定した吸気時間によって規定されます。

　呼気時は、EPAP値を設定して圧力をかけ続けて肺を広げておくことで、CPAPと同様の効果が期待できます。

> **ワンポイントアドバイス**
> ●急性期NPPVでは、S/Tモードは主に高二酸化炭素血症による呼吸不全(Ⅱ型呼吸不全)に使用されます。
> ●NPPVのガイドラインで推奨度が高い疾患には、COPDの急性増悪があります。

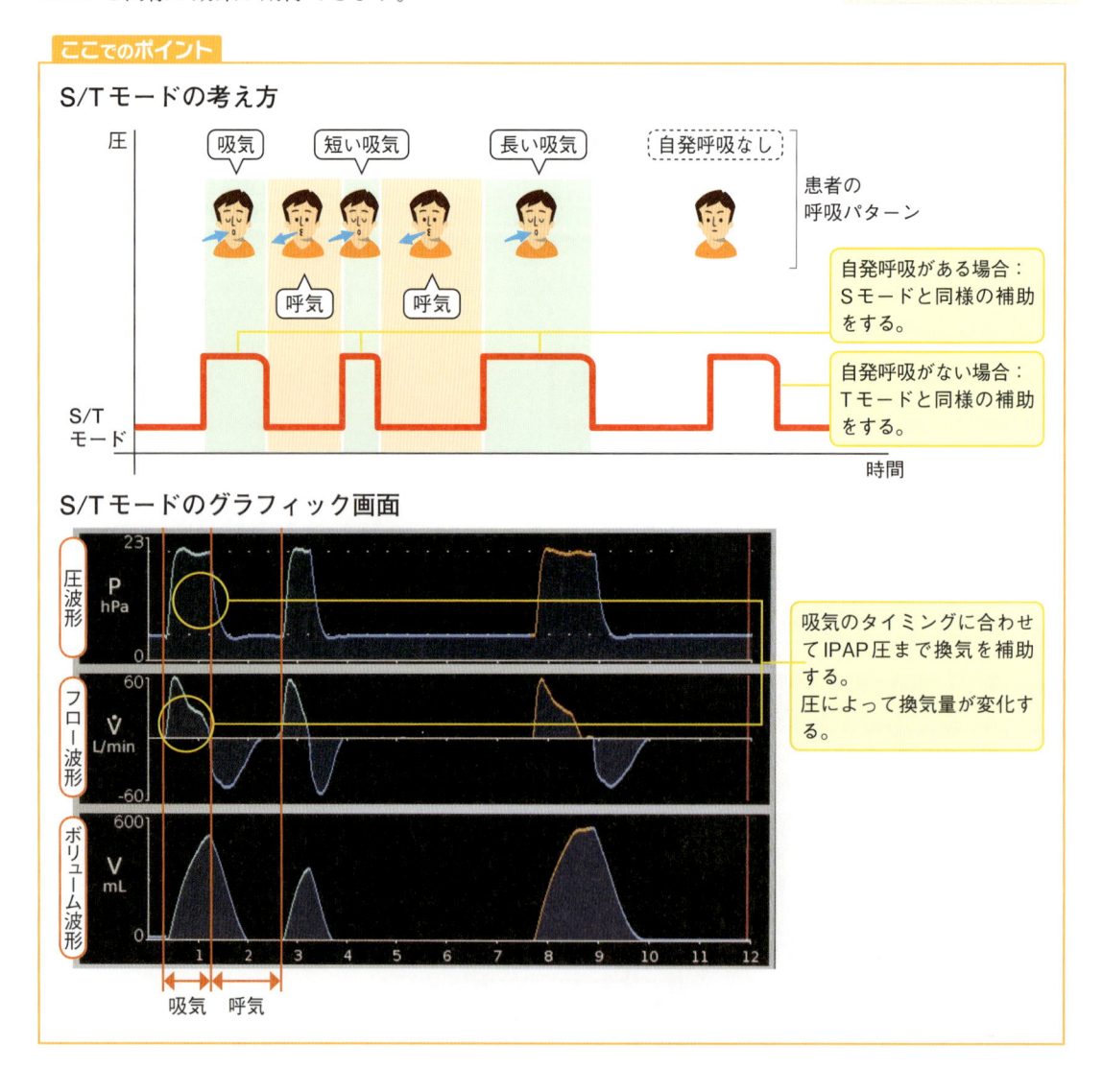

ここでのポイント

S/Tモードの考え方

S/Tモードのグラフィック画面

吸気のタイミングに合わせてIPAP圧まで換気を補助する。
圧によって換気量が変化する。

その他のモード・設定

■PCVモード(pressure control ventilation：従圧式調節換気)

　自発呼吸がある場合は、患者の吸気時に合わせて設定した陽圧(IPAP値)までガスを送気し換気を補助しますが、吸気相から呼気相への切り替わりのタイミングは患者のタイミングではなく、設定されている吸気時間によって規定します。

　自発呼吸がない場合は、強制的に換気補助が行われます。

> **ワンポイントアドバイス**
>
> ●PCVモードは、以下のように考えるとわかりやすいです。
> - **自発呼吸がある場合**：S/Tモードと同様だが、吸気時間は維持される(設定吸気時間になる)
> - **自発呼吸がない場合**：Tモードと同様

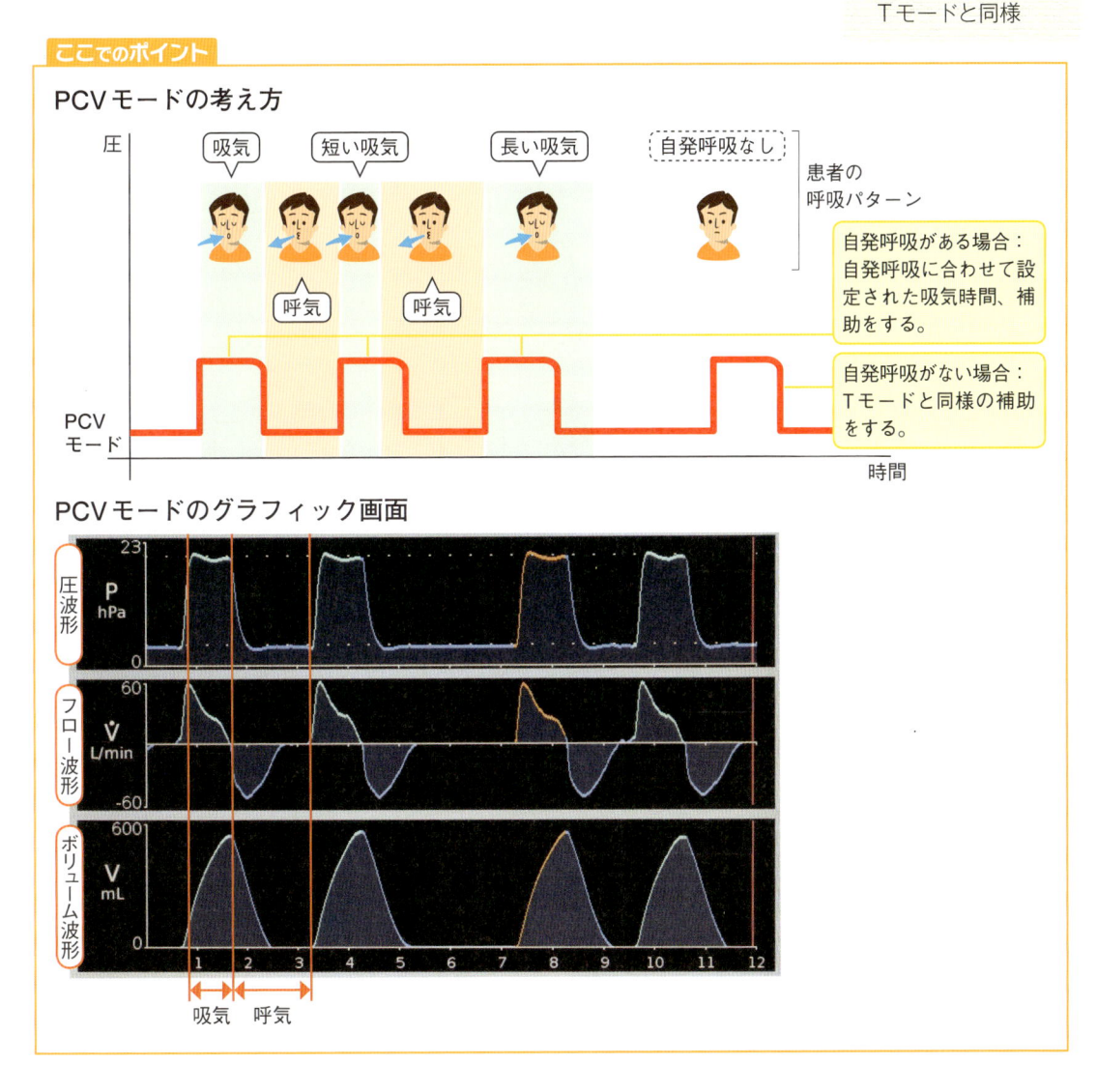

ここでのポイント

PCVモードの考え方

- 自発呼吸がある場合：自発呼吸に合わせて設定された吸気時間、補助をする。
- 自発呼吸がない場合：Tモードと同様の補助をする。

PCVモードのグラフィック画面

- 圧波形 P hPa（23）
- フロー波形 V̇ L/min（60 ～ -60）
- ボリューム波形 V mL（600）

■AVAPSモード(average volume assured pressure support)

S/Tモードと同様で、自発呼吸時はSモード、自発呼吸がない場合はTモードで換気の補助を行い、IPAPとEPAPの2相性の圧レベルによって構成されますが、他のモードとは異なり、目標の一回換気量を供給します。そのため、換気量の変化(肺や胸郭の変化)に対して設定された一回換気量を補うように、IPAP圧(サポート圧)を変動させて換気を送気させます。

KEY WORD
■ コンプライアンス：肺・胸郭の膨らみやすさの程度を示す指標。

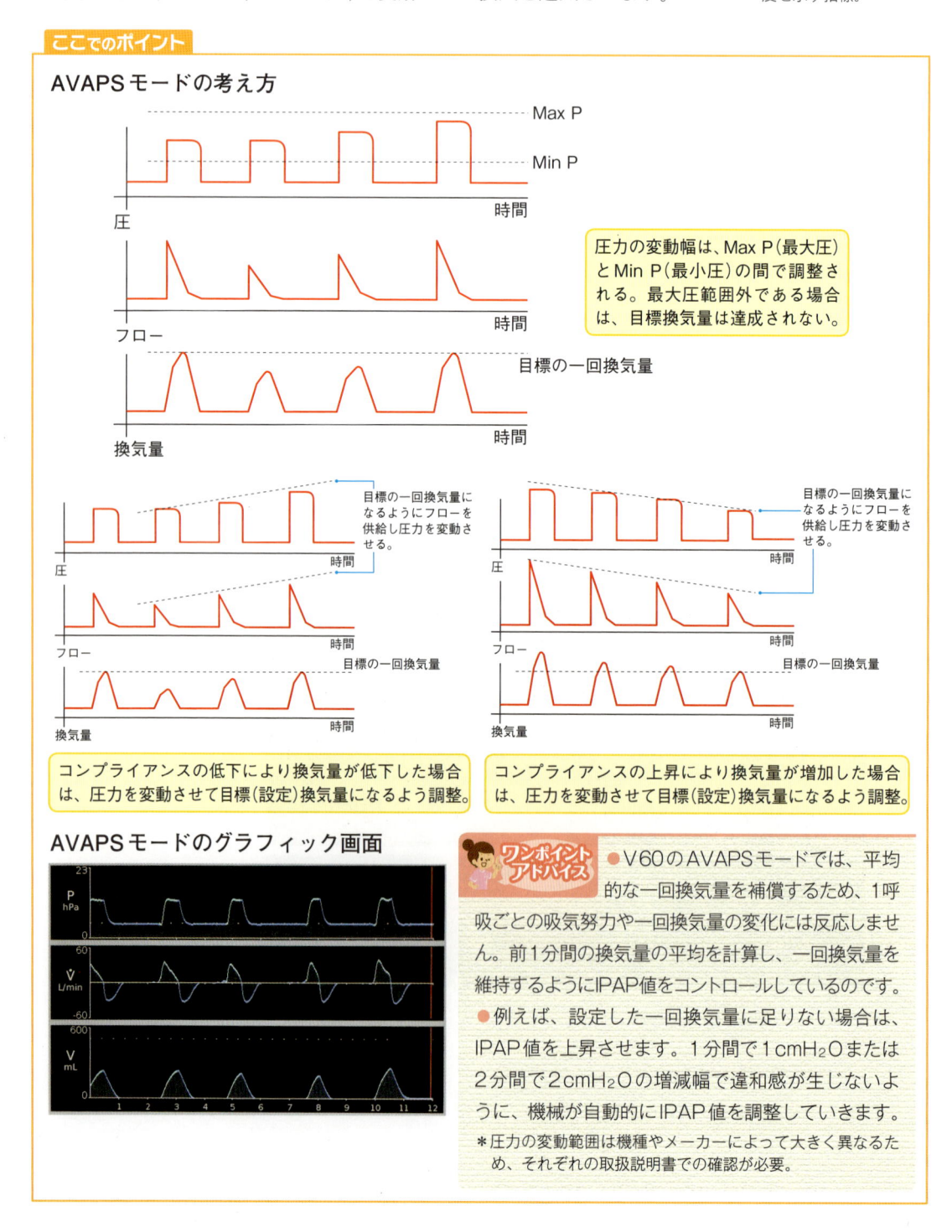

ここでのポイント

AVAPSモードの考え方

圧力の変動幅は、Max P（最大圧）と Min P（最小圧）の間で調整される。最大圧範囲外である場合は、目標換気量は達成されない。

コンプライアンスの低下により換気量が低下した場合は、圧力を変動させて目標（設定）換気量になるよう調整。

コンプライアンスの上昇により換気量が増加した場合は、圧力を変動させて目標（設定）換気量になるよう調整。

AVAPSモードのグラフィック画面

ワンポイントアドバイス
● V60のAVAPSモードでは、平均的な一回換気量を補償するため、1呼吸ごとの吸気努力や一回換気量の変化には反応しません。前1分間の換気量の平均を計算し、一回換気量を維持するようにIPAP値をコントロールしているのです。
● 例えば、設定した一回換気量に足りない場合は、IPAP値を上昇させます。1分間で1cmH$_2$Oまたは2分間で2cmH$_2$Oの増減幅で違和感が生じないように、機械が自動的にIPAP値を調整していきます。
＊圧力の変動範囲は機種やメーカーによって大きく異なるため、それぞれの取扱説明書での確認が必要。

その他の設定

■Ramp(ランプ)機能

設定した時間(Off～45分)をかけて、設定された吸気圧やCPAP値まで徐々に圧力を増加させていくことが可能な設定です。

マスク装着時に高い圧力が加わることによる圧迫感を軽減できます。装着開始時に圧迫感などを強く訴える患者へのよい適応となりますが、設定圧に達するまでに時間がかかるため、急性期では、あまり用いられることはありません。

慢性呼吸不全で就寝時に設定圧が強く不快感の訴えがある場合など、在宅NPPV管理を行っている患者に使用されることがあります。

■C-Flex(シーフレックス)機能

CPAPモードのときに使用できる付加機能です。

前項でも説明したように、CPAPとは患者の吸気相・呼気相の両相にかけることで、気道内が常に一定の陽圧となるようにするモードです。そのため、常に一定の陽圧が加わるため、吸気から呼気への切り替わるタイミング(呼気開始時)に呼気抵抗感を感じることがあります。その場合に、C-Flex機能は、呼気時のフローをゆるめることで圧力を少し下げ、患者の呼気抵抗感・違和感を緩和させることが可能です。

設定は3段階(1・2・3)で、数値が高いほど圧力の低下が大きくなり、C-Flex設定と呼気フローに応じて圧力の軽減量は決まってきます。圧力は、呼気フローが終了する前に設定されたCPAP値に戻ります(図8)。

(小山昌利)

> **ワンポイントアドバイス**
> ●C-Flex機能は「息を吐きにくい」と訴える患者への対応に有効です。呼気抵抗感・違和感を軽減します。

ここでのポイント

C-Flex機能の考え方

C-Flex時のフロー波形
CPAPの圧を呼気開始時のフローに比例して軽減し、呼気フローが終了する前に設定されたCPAPに戻す機能。
呼気時に機械からのフローがゆるむので、吐きやすくなる。

圧力を少し下げるため、治療上、陽圧の低下が問題となる可能性のある患者への使用は注意が必要!

Part IV　NPPV設定

グラフィック波形から
わかること

> **理解のポイント**
> - グラフィック波形を見れば「自発呼吸のトリガー状況」「回路への水の貯留」「リークの状況」「ファイティング」などがわかる。
> - 慢性閉塞性肺疾患の場合には、特徴的な波形が現れることが多い。

「自発呼吸をトリガーしているか」の見方

　BiPAP VisionやV60の場合、Auto Track Sensitivity（オート　トラック　センシティビティ）があるため、吸気・呼気のトリガー感度の設定はありません。

　自発呼吸をトリガーしているかは、患者の呼吸状態と併せてグラフィック波形を見るとわかります。

■BiPAP Visionの場合…「Vマークの有無」に注目

　換気量波形でIPAPの圧がかかり始めるときに「V」が表示されている場合は自発呼吸を検知できていません。

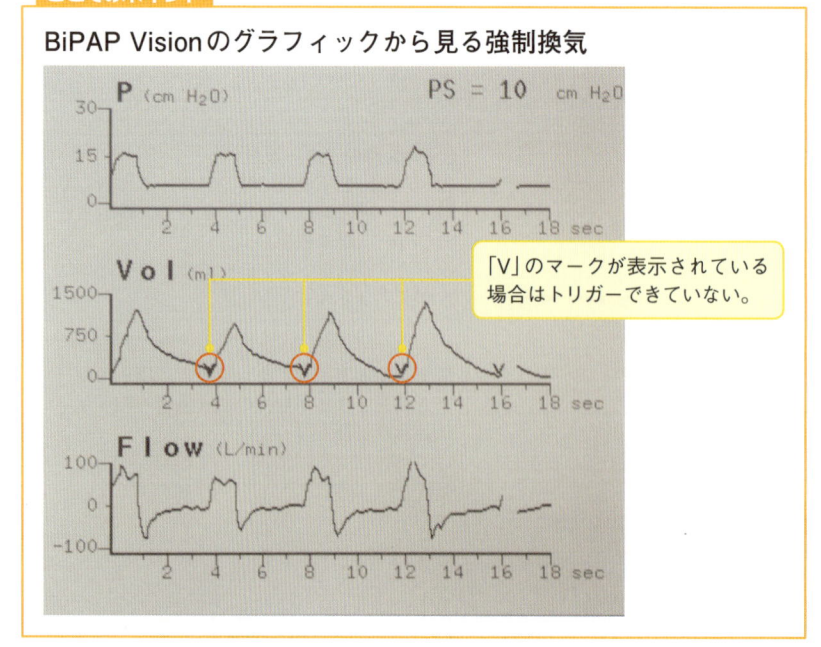

KEY WORD

- **トリガー**：患者の吸気努力を機械が検知する感度のこと。トリガーを検知することでガスを送気するシステムとなっている。
- **Auto Track Sensitivity**：意図しないリークを認識して補正し、リークがある場合の最適な動作を保持するように、トリガーおよびサイクルを自動的に調整する機能。V60では、バージョンによってAuto Track Sensitivityの感度を7段階で調節できる。

ここでのポイント

BiPAP Visionのグラフィックから見る強制換気

「V」のマークが表示されている場合はトリガーできていない。

■V60の場合…吸気時の「波形の色」に注目

　吸気の表示がオレンジ色のときは自発呼吸を検知（トリガー）できていません。自発呼吸が検知され、同調してIPAPの圧がかかっていれば、吸気は青緑色で表示されます。

ここでのポイント

V60のグラフィックから見る強制換気と自発呼吸

強制換気　／　自発呼吸

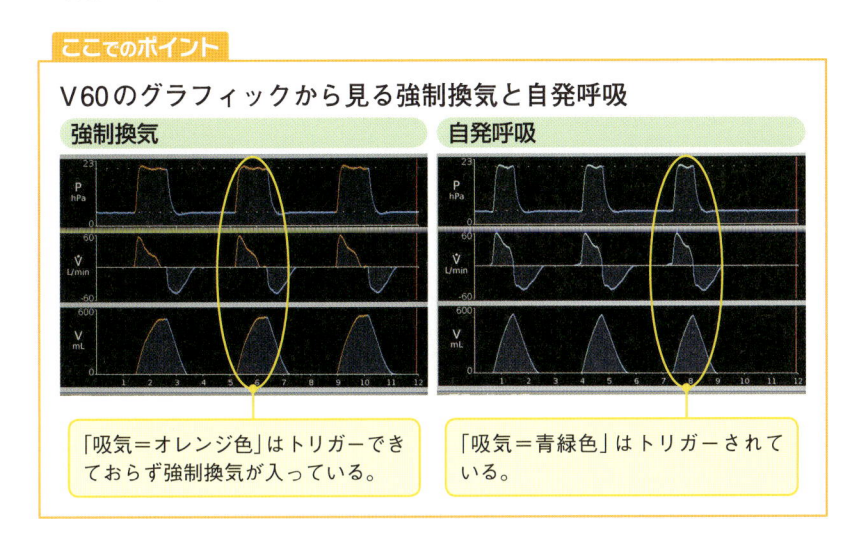

「吸気＝オレンジ色」はトリガーできておらず強制換気が入っている。

「吸気＝青緑色」はトリガーされている。

ワンポイントアドバイス

- V60では、患者データウィンドウの呼気相／トリガーインジケータ（○の部分）でも、自発呼吸がトリガーされているか確認できます。
- グラフィックと同様、トリガーしている場合は青緑：Spont、トリガーされていない場合（強制換気）はオレンジ色：Timedと表示されます。

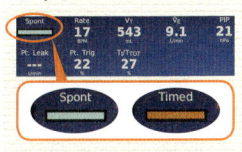

「回路へ水が貯留した」場合の波形

　NPPVでは、上気道を介して加圧空気（機械からの送気）が送られるため、気管挿管による人工呼吸に比べて加湿の必要性は低いです。しかし、リークなどがあると、圧を補正するために大量の空気が流れ、鼻や口の粘膜を乾燥させてしまうだけでなく、鼻づまりを起こしてさらに口呼吸を招く要因となります。

　痰の喀出を促し、呼吸の不快感を減少させるためにも加温加湿を行うのが望ましいのですが、過剰な加湿は回路内の水の貯留につながります。回路内に水が貯留すると、空気が流れる際に回路内の水が振動するため、圧波形とフロー波形で「ギザギザの波形」が確認できます。

ここでのポイント

「水の貯留」で見られる波形

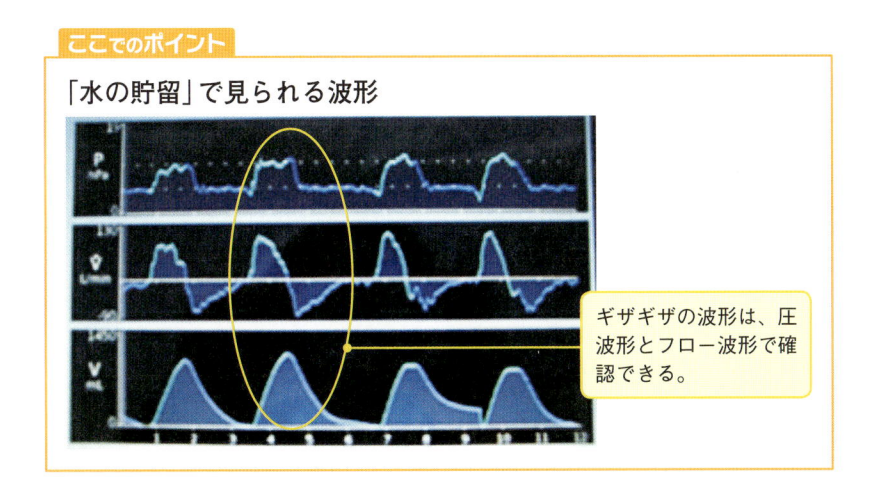

ギザギザの波形は、圧波形とフロー波形で確認できる。

「リーク」の波形

　NPPV専用機は、人工呼吸器と回路構成が大きく異なり一本回路となることから、マスクおよび回路の呼気排出孔が不可欠となり、リークは必ず生じてしまいます(意図的リーク)。

　機種によって異なるものの、NPPV機器にはリーク補正機能がついているため、グラフィックモニターから少しのリークを判断するのは難しくなってきますが、マスクからの漏れを確認すると同時に患者数値データウィンドウで表示されるリーク量を確認しながらマスクフィッティングを行います。

　過剰なリークは、患者の不快感の増強や粘膜などの乾燥、トリガー不良、圧力低下につながってしまうためマスクフィッティングなどが重要になります。

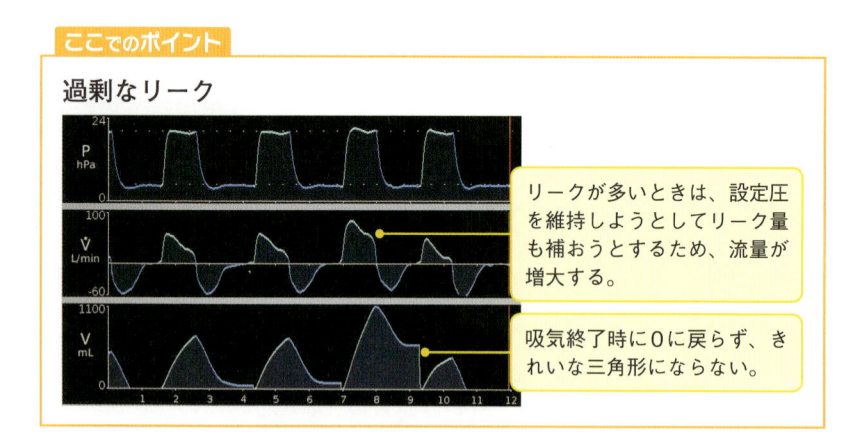

ワンポイントアドバイス

● 呼気排出孔は、マスク本体についている場合と、外部回路とマスクの間に組み込まれている場合(ウィスパースイベルコネクターやエクスハレーションポート)があります。

KEY WORD

■ リーク補正機能：各呼吸の呼気終末に、呼吸器はフローのベースラインを更新する。呼気終末に患者のフローはゼロと想定されるので、実際の患者のフローと最初のベースラインのフローとの差がリークの変化を示し、リーク時は新しいベースラインに調整される。

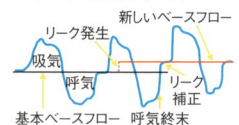

ここでのポイント

過剰なリーク

リークが多いときは、設定圧を維持しようとしてリーク量も補おうとするため、流量が増大する。

吸気終了時に0に戻らず、きれいな三角形にならない。

「閉塞性肺疾患」などでよく見られる波形

　閉塞性肺疾患では、気道抵抗が高いため、気流制限が生じます。そのため、呼気が一気には流れず徐々に吐き出されるため、フロー波形はゆっくりと基線に戻っています。

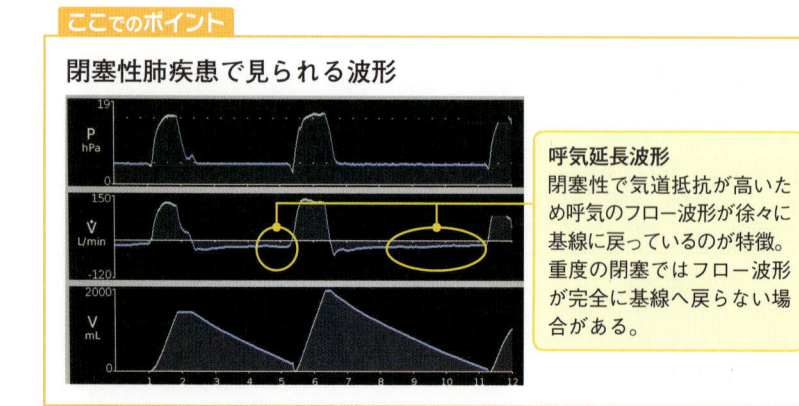

ここでのポイント

閉塞性肺疾患で見られる波形

呼気延長波形
閉塞性で気道抵抗が高いため呼気のフロー波形が徐々に基線に戻っているのが特徴。重度の閉塞ではフロー波形が完全に基線へ戻らない場合がある。

p.56 Q11も、併せてご確認ください。

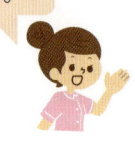

「ファイティング」の波形

　ファイティングでは、吸気の立ち上がりに圧が上昇する場合と、吸気の終末に圧が上昇する場合があります。

　吸気の立ち上がりに圧が上昇する場合は、ライズタイムの設定を確認しましょう。短すぎると圧の立ち上がりが急峻になり、圧は上がり、患者は圧迫感を訴えます。逆に、ライズタイムが長すぎると、圧の立ち上がりが緩徐になり、患者は吸気（送気）不足を感じます。

　吸気の終末に圧が上昇する場合は、吸気時間相で患者の呼気が始まっています。PCVやTモードでは吸気時間が長すぎる可能性があり、呼気が吐きづらく、不快感につながります。呼吸状態を確認し、吸気時間の設定を見なおす必要があります。

（小山昌利）

KEY WORD
- **ファイティング**：人工呼吸と自発呼吸が合わない状態。
- **ライズタイム**：吸気開始から設定IPAP圧まで達するのに要する時間のこと。

ここでのポイント

2つのファイティング

- COPDでは0.05〜1秒に、拘束性胸郭疾患では0.1〜0.2秒に設定することが多いが[1]、圧迫感など聞きながら設定する。

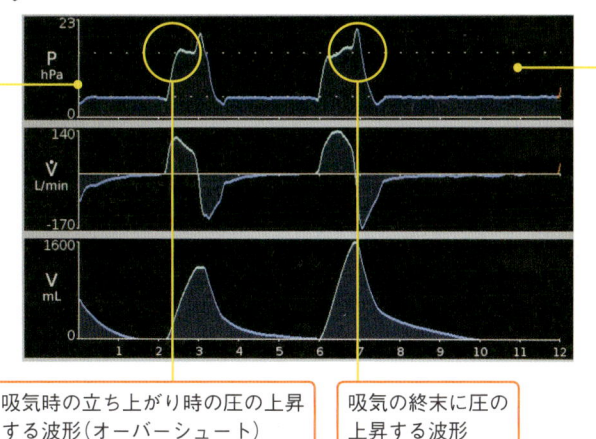

- 吸気時の立ち上がり時の圧の上昇する波形（オーバーシュート）
- 吸気の終末に圧の上昇する波形

- Tモードを使用する場合の吸気時間率は拘束性胸郭疾患ではフロー波形で40〜50％に、COPDでは30〜40％に設定することが多いが[1]、必ず同調性を確認する。

ライズタイムの設定（吸気の立ち上がりに圧が上昇する場合）

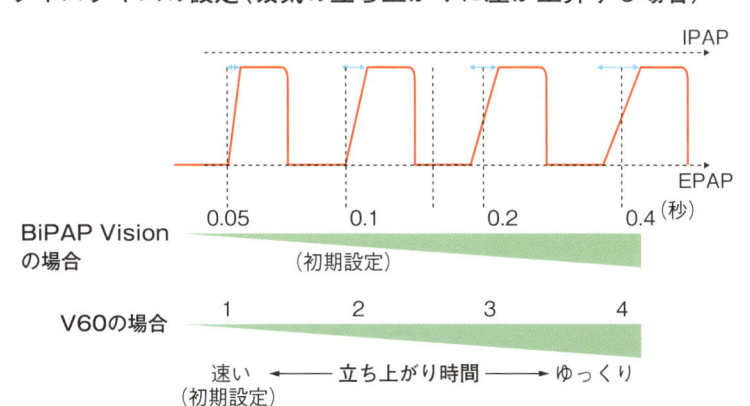

IPAP
EPAP
0.05　0.1　0.2　0.4（秒）

BiPAP Visionの場合　（初期設定）

V60の場合　1　2　3　4

速い（初期設定）←立ち上がり時間→ゆっくり

ワンポイントアドバイス

- 左図は、設定圧まで到達する速さ（立ち上がり時間）を現しています。
- 立ち上がり時間が速すぎると、設定圧を超えてしまいます。その場合は、呼吸状態を見ながら、ライズタイムを下げましょう。

もっと知りたいQ&A 設定を変更する理由

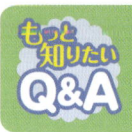

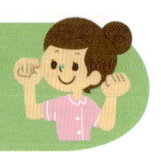

Q11 COPDの患者。リーク量は適正で、マスクフィッティングも問題ないのに、うまくトリガーしないのはなぜですか？ そんなとき、どう対応すればいいでしょう？

A エアトラッピングによる内因性PEEPが発生していると考えられます。快適度・呼吸補助筋の使用程度・努力呼吸の改善度合などを確認しながら、段階的にEPAP値を上げていくとよいでしょう。

■air trappingによる内因性PEEP

COPDの増悪期には、慢性的な気道閉塞状態に感染などが加わることで、分泌物の増加、気管支の攣縮が生じて気道閉塞が進行します。それにより、呼気を吐き出せずに肺胞内に空気が貯留した状態になります。これをair trapping（エア トラッピング）といいます（図1）。

air trappingが起きると、肺は過膨張となり、呼気終末には肺内に陽圧が残った状態（内因性PEEP）になります。内因性PEEPは、吸気を困難にして呼吸困難感や呼吸仕事量の増加を生じさせ、呼吸筋疲労や換気量の低下につながります。また、高二酸化炭素血症や呼吸性アシドーシスが生じます。

したがって、換気量を保証するためには、S/Tモードを選択するとよいでしょう。IPAPは8～10cmH₂Oで導入を行い、患者の快適度、呼吸補助筋の使用程度、"努力性の浅い頻呼吸（rapid shallow breathing）の改善度合い"に応じて段階的に上昇させ、一回換気量は6～10mL/kgを目標値とします。目標IPAP値は状態やCOPD増悪の重症度に応じて異なりますが、PaCO₂は、まずは5～10Torr程度低下させることを目標にします。

最終的にはⅡ型呼吸不全ですので、COPD増悪前の安定期のPaCO₂の値をめざしていきます。EPAP値に関しては基本的には4cmH₂Oのままでよいとされていますが、酸素化が不十分な場合はPEEP効果を期待してEPAP値を上げる場合があります。

■内因性PEEPによるミストリガー

また、COPD増悪時、高い内因性PEEPが発生している場合は、その内因性PEEPを打ち消すだけの吸気努力が必要となりますが、慢性的に浅い頻呼吸、増悪してさらに過膨張している状態ではそれだけの吸気努力がないために機械が自発呼吸を検知できず、トリガーできない状態になります。これがCOPDや喘息の患者に見られるミストリガーです。

ミストリガーがある場合は、内因性PEEPを打ち消すPEEP（EPAP）をかけるとトリガーがよくなることがあります（図2）。設定は、導入時の4cmH₂Oから6cmH₂O→8cmH₂Oと徐々に変化させ、トリガーが改善する値に変更します[1]。

設定は、必ず呼吸状態を確認しながら行いましょう。過剰なEPAPは過膨張を悪化させてしまいます。また、過剰なリークはトリガー不良の原因になるため、マスクフィッティングなどリーク量を確認してから行いましょう。

（小山昌利）

図1　気道抵抗による肺の過膨張

正常肺　吸気／呼気

COPD

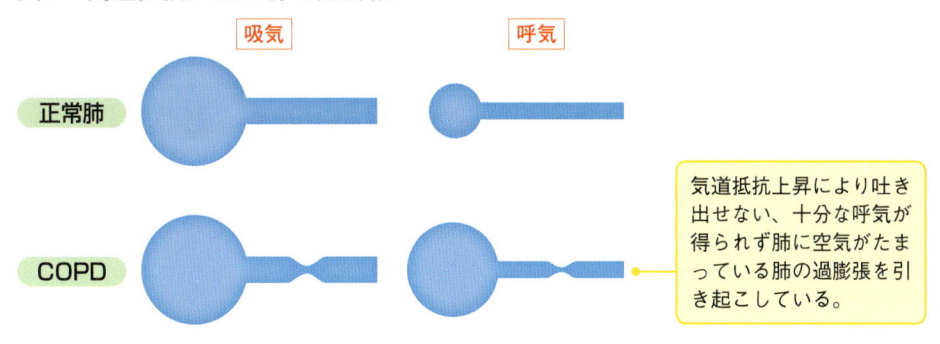

気道抵抗上昇により吐き出せない、十分な呼気が得られず肺に空気がたまっている肺の過膨張を引き起こしている。

図2　EPAPの設定

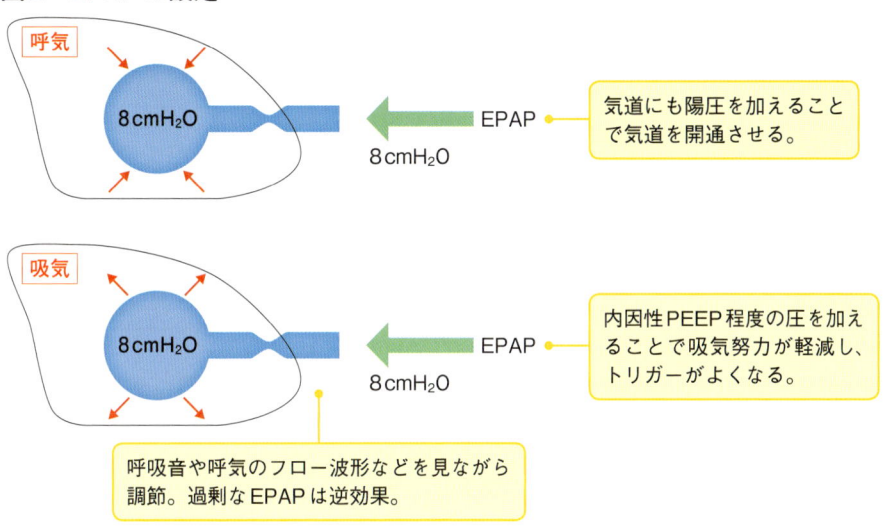

呼気　8cmH₂O　← EPAP　8cmH₂O
気道にも陽圧を加えることで気道を開通させる。

吸気　8cmH₂O　← EPAP　8cmH₂O
内因性PEEP程度の圧を加えることで吸気努力が軽減し、トリガーがよくなる。

呼吸音や呼気のフロー波形などを見ながら調節。過剰なEPAPは逆効果。

"努力性の浅い頻呼吸の改善度合い"を見る指標にrapid shallow breathing index（RSBI：頻浅呼吸指数）があります。
これは、「f（呼吸回数）÷V$_T$（一回換気量）」で算出でき、値が大きいほど換気効率が悪いと判断されます。
なお、RSBIは、気管挿管による人工呼吸からの離脱（ウィーニング）の指標の1つとして用いられます。

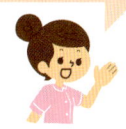

> **Q12** 拘束性胸郭疾患（肺結核後遺症や脊椎後側弯症など）の増悪のため、S/Tモードで導入したのですが、吸気時間がすぐに呼気へ移行してしまいます。NPPVでは呼気トリガーの設定がありませんが、どうすればいいですか？
>
> **A** TモードやPCVモードへの変更を検討するとよいでしょう。

　RTD（拘束性胸郭疾患）[*1]の呼吸機能障害は、拘束性換気障害であるため、胸郭コンプライアンスが低下しています。平均コンプライアンスは1/2、胸郭コンプライアンスは1/4以下まで低下し、肺活量・全肺気量・機能的残気量が減少し、正常な呼吸パターンでは呼吸仕事量が5倍以上になるので、呼吸筋疲労を防ぐために速く浅い呼吸パターンをとるため、死腔換気が増大します。増悪時の呼吸パターンの不良および死腔換気量増大による換気量の増加で呼吸筋疲労が生じるのを回避するため、NPPVが用いられます。

　換気サポートが必要となるためS/Tモードを選択しますが、低コンプライアンスのため吸気相からすぐに呼気相へ移行してしまい、一定の吸気時間を維持できず、換気量が確保できません。また、吸気が終了した後、すぐに次の吸気が入る（二段呼吸[*2]）場合があります。

　その場合は、Tモードで患者の呼吸パターンに合わせた吸気時間を設定するほうが同調性に優れている可能性があります（Tモードのない機種であれば、S/Tモードで呼吸数を自発呼吸より少し多くして機械へ同調させる方法もあります）。

　V60であれば、PCVモードへ変更します（図1）。自発呼吸をトリガーした場合でもPCVであれば吸気は設定された吸気時間を維持できます。患者の呼吸パターンを評価しながら吸気時間を設定していくことができます。

　また、ライズタイムに関しても、患者の圧迫感を聴取しながらオーバーシュート[*3]にならないよう設定する必要があります。

　機種によってはS/Tモードでも最大吸気時間（IPAPmax）と最小吸気時間（IPAPmin）を設定して吸気時間を決める設定もあります。その場合も、呼吸パターンを評価して、最小吸気時間を設定する必要があります[1]。

（小山昌利）

---

*1 RTD（restrictive thoracic disease）：拘束性胸郭疾患。肺結核、脊髄後側弯症などが代表的。
*2 二段呼吸：患者が吸いたい状態であるにもかかわらず、機械が呼気に移ってしまう状態。そのため、吸い足りず、すぐにまた呼気が入ってしまう。
*3 オーバーシュート：圧波形が尖った形になる状態。

図1 設定のコツ

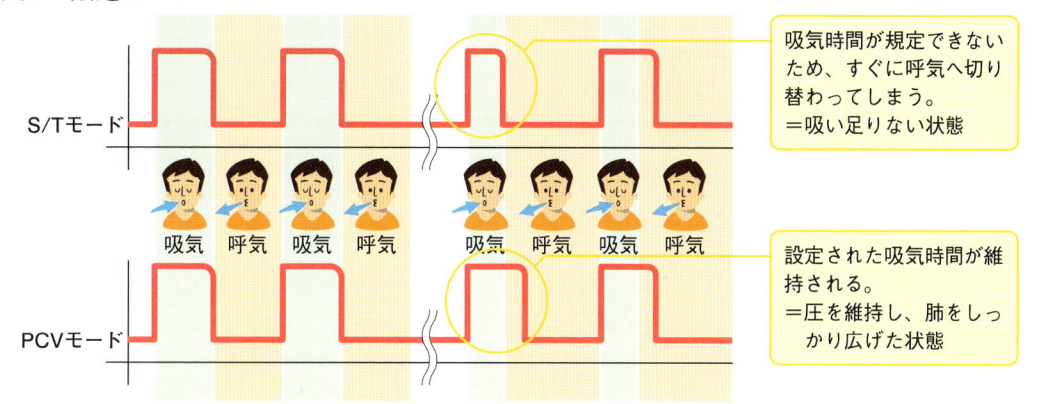

- 吸気時間が規定できないため、すぐに呼気へ切り替わってしまう。
  ＝吸い足りない状態
- 設定された吸気時間が維持される。
  ＝圧を維持し、肺をしっかり広げた状態

S/Tモード
PCVモード
吸気　呼気　吸気　呼気　　吸気　呼気　吸気　呼気

Part Ⅳの文献
1　日本呼吸器学会：NPPV（非侵襲的陽圧換気療法）ガイドライン．南江堂，東京，2006．

Column　NPPVは、呼吸・循環にどのように影響する？

陽圧換気療法であるNPPVは、通常の酸素療法に比べて、呼吸・循環に大きな影響を及ぼします。以下に、主な影響と臨床での評価についてまとめます。

■酸素化の改善

陽圧によって、それまで拡張が不十分あるいは虚脱していた肺胞が拡張します。また、FRC（functional residual capacity：機能的残気量）が増加し、酸素化が改善すると考えられます。

臨床では、SpO_2の改善やPaO_2/FiO_2比（酸素化係数）の上昇、自覚症状の改善などで酸素化の改善を評価します。

■換気能の改善

陽圧呼吸は、肺のコンプライアンス（膨らみやすさ）を改善します。また、気道抵抗が減少することから、患者の呼吸仕事量を軽減させます。

臨床では、呼吸数の減少や一回換気量の改善、$PaCO_2$の改善、努力呼吸の軽減などを認めます。

■心機能への効果

陽圧による心ポンプ機能の影響には、**①胸腔内圧上昇による前負荷の減少**、**②左室のtransmural pressureの軽減による後負荷の減少**、などがあります。通常、陽圧により静脈還流が減少した場合は、心拍出量減少や血圧低下を招くため、注意が必要です。

一方、心不全患者のように、心臓内に過剰な血液を持っている状態では、静脈還流の減少による前負荷の軽減は心拍出量を改善させます。また、（静脈灌流の減少に伴う）右心系の縮小によって左心系が十分に拡張可能となり、一回心拍出量が増大[1]します。

（濱本実也）

文献
1　安達仁：陽圧換気治療は血行動態にどのように影響を及ぼすか．Heart View　2012：16(6)：78．

Column　NPPVは人工呼吸器の離脱をサポートできる？

心原性肺水腫やCOPDの急性増悪の患者においては、NPPVを行うことでIPPV（侵襲的人工呼吸）の回避が可能である[1]といわれています。つまり、酸素療法で維持できない患者は、IPPVを実施する前にNPPVを検討することになります。

では、逆はどうでしょうか？　以前は、抜管した後は酸素療法しか選択肢がなく、酸素化や換気が維持できない場合は再挿管を行ってきました。

この「人工呼吸器の離脱に際しNPPVを用いること」で、再挿管を回避したり、離脱を早めたりすることは可能なのでしょうか？

■ **NPPVは人工呼吸器離脱を促進できるか？**

結論からいうと、COPDなど、限定された病態においては有用であるといわれています。

2010年に、Burnsら[2]は、COPD急性増悪の患者を対象とした12の臨床研究（COPDの患者530人、ただしCOPD患者のみを対象としたものは8研究のみ）をメタ解析し、NPPVの使用は死亡率の低下に寄与することを示しました。

■ **実施の際の注意点は？**

NPPVの適応疾患は、COPDや心原性肺水腫です。

COPDではPaCO$_2$など換気を中心に評価します。

一方、心原性肺水腫は低酸素血症が主症状であり、酸素化の評価が重要となります。

ただし、抜管後の患者は、原疾患以外に「上気道の浮腫」「線毛運動や呼吸筋の低下による排痰困難」などの問題を抱えていることがありますので、気道の狭窄音、呼吸パターンの観察や排痰援助などを十分に行う必要があります。

■ **緊急に備えて再挿管の準備を**

NPPVにスイッチングした後も、呼吸状態の悪化を認めれば再挿管の検討が必要となります。挿管の遅れは患者の状態悪化や予後へ影響するため、緊急挿管の準備を怠ってはなりません。

（濱本実也）

文献
1　日本呼吸器学会NPPVガイドライン作成委員会編：NPPV（非侵襲的陽圧換気療法）ガイドライン．南江堂，東京，2006：99.
2　Burns KE, Adhikari NK, et al. Noninvasive Positive-Pressure Ventilation as a weaning strategy for intubated adults with respiratory failure. *Cochrane Database Syst Rev* 2010；(8)：CD004127.

> NPPVを実施するときは、どんな状況であっても、緊急気管挿管の準備をしっかり行っておくことが大切です。

Part V

NPPV 実施
看護師の管理とケアが継続のカギ

- チェックリストに基づくNPPV管理のポイント
- NPPV装着中の看護のポイント
- 急性期NPPV装着患者のリハビリテーション
- もっと知りたいQ&A NPPV装着中に"よくやるケア"の注意点
- もっと知りたいQ&A NPPVトラブルシューティング

> 何事も「最初が肝心」。NPPVも例外ではありません。
> 無理に開始しても長続きしないのは周知のことですが、患者の「理解」と「納得」を得て導入するには、いくつかのポイントがあります。
> PartⅢでは、患者にどのように説明して、どのように開始するのか、基本的な手順から、難しい患者に対する導入のテクニックまで、わかりやすくまとめました。

Part V NPPV実施

チェックリストに基づく NPPV管理のポイント

			月／日（時間）	／（ ）	／（ ）	／（ ）	／（ ）	／（
本体周辺 ココを必ずチェック①		緊急時に必要な物品						
		非常用電源に接続						
		酸素配管に接続						
		機器本体の異常の有無						
回路周辺 ココを必ずチェック②		回路と接続部の異常の有無						
		結露水の除去（ウォータートラップ）						
		加湿器温度の設定状況						
		バクテリアフィルターの交換状況						
設定 ココを必ずチェック③		モード						
		O_2：酸素濃度（酸素流量）						
		IPAP：吸気圧						
		EPAP：呼気圧						
		Rate：呼吸回数						
		I-Time：設定された吸気時間						
		RiseTime：吸気圧が設定圧に上昇する速度						
	AVAPSモードの場合	V_T：一回換気量						
		Min P：最小IPAP圧						
		Max P：最大IPAP圧						
	CPAPモードの場合	C-Flex						
		マスクの種類・サイズ						
		マスク種類の設定						
アラーム設定 ココを必ずチェック④		HIP：吸気圧上限						
		LIP：吸気圧下限						
		LIP T：低分時換気量遅延時間						
		またはLo V̇E：分時換気量下限						
		Apnea						
		Hi MV						
		Lo MV						
		Hi Rate：呼吸回数上限						
		Lo Rate：呼吸回数下限						
		Hi V_T：一回換気量上限						
		Lo V_T：一回換気量下限						
モニタリング（患者数値） ココを必ずチェック⑤	実測値	一回換気量						
		分時換気量						
		リーク量						
	呼吸状態	呼吸回数						
		呼吸音						
		胸郭の動き						
		補助呼吸筋の動き						
		呼吸困難感（ボルグスケール）						
		SpO_2						
	循環動態	脈拍						
		血圧						
	意識レベル							
	合併症	マスクの不快感						
		鼻閉感						
		皮膚の発赤（部位）						
		目の刺激						
		口腔の状態						
	消化器症状	腹部膨満感スケール						
		腸蠕動音						
		点検者サイン						

本項では、以下に示すチェックリストに基づいて、NPPV実施時の観察ポイントを説明します。

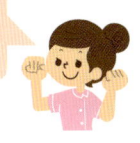

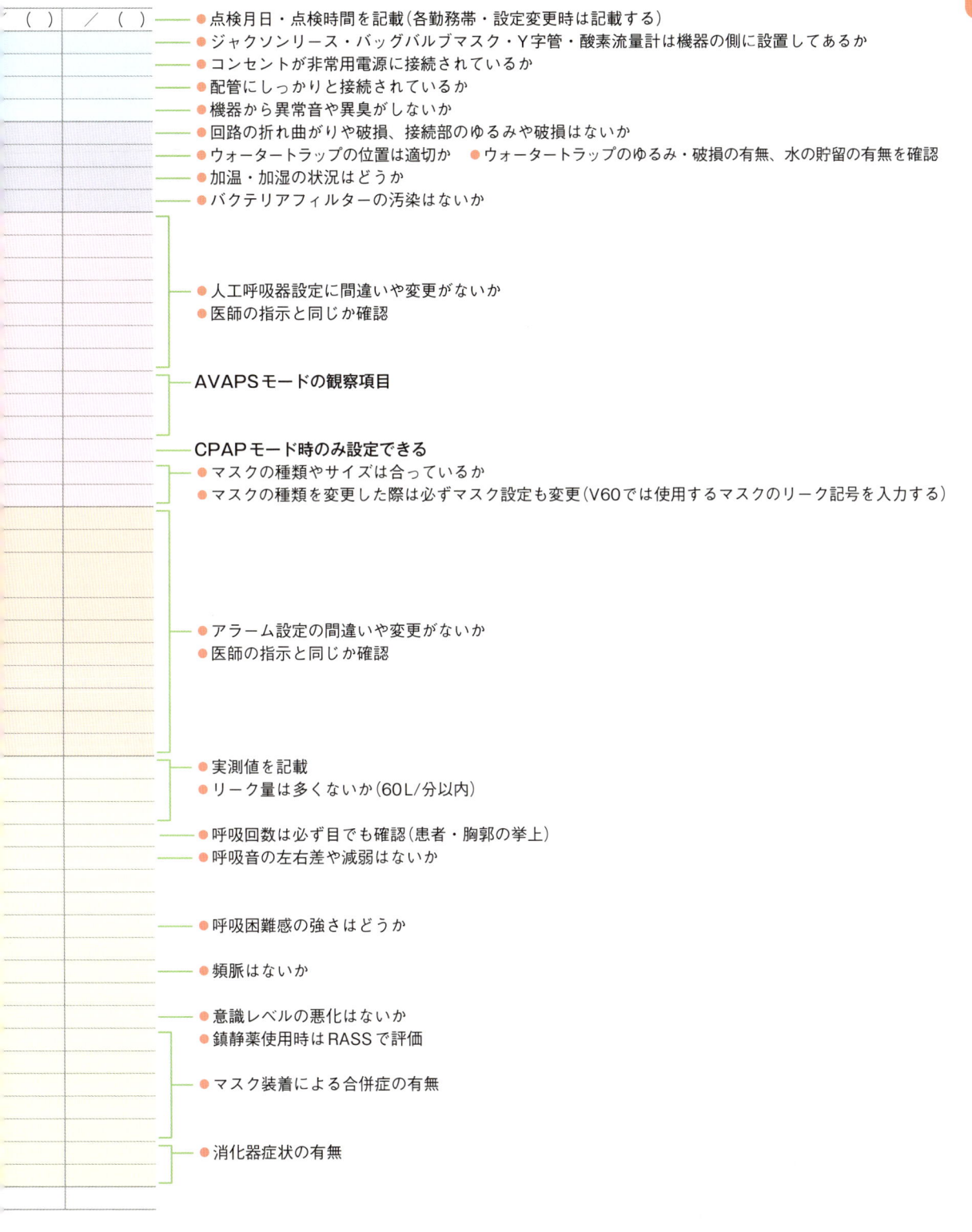

（ ）	／（ ）	

- 点検月日・点検時間を記載（各勤務帯・設定変更時は記載する）
- ジャクソンリース・バッグバルブマスク・Y字管・酸素流量計は機器の側に設置してあるか
- コンセントが非常用電源に接続されているか
- 配管にしっかりと接続されているか
- 機器から異常音や異臭がしないか
- 回路の折れ曲がりや破損、接続部のゆるみや破損はないか
- ウォータートラップの位置は適切か　●ウォータートラップのゆるみ・破損の有無、水の貯留の有無を確認
- 加温・加湿の状況はどうか
- バクテリアフィルターの汚染はないか

- 人工呼吸器設定に間違いや変更がないか
- 医師の指示と同じか確認

AVAPSモードの観察項目

CPAPモード時のみ設定できる
- マスクの種類やサイズは合っているか
- マスクの種類を変更した際は必ずマスク設定も変更（V60では使用するマスクのリーク記号を入力する）

- アラーム設定の間違いや変更がないか
- 医師の指示と同じか確認

- 実測値を記載
- リーク量は多くないか（60L/分以内）

- 呼吸回数は必ず目でも確認（患者・胸郭の挙上）
- 呼吸音の左右差や減弱はないか

- 呼吸困難感の強さはどうか

- 頻脈はないか

- 意識レベルの悪化はないか
- 鎮静薬使用時はRASSで評価

- マスク装着による合併症の有無

- 消化器症状の有無

チェックリストに基づくNPPV管理のポイント

ココを必ずチェック① 本体周囲の確認

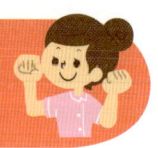

Ⅰ 緊急時に必要な物品の準備

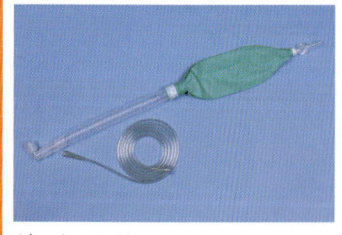

ジャクソンリース 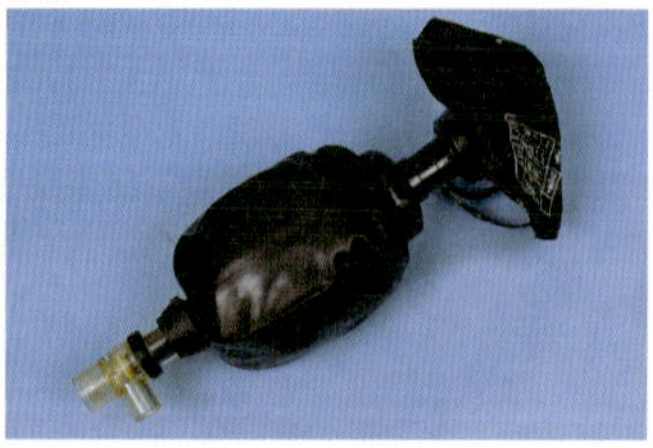　　バッグバルブマスク

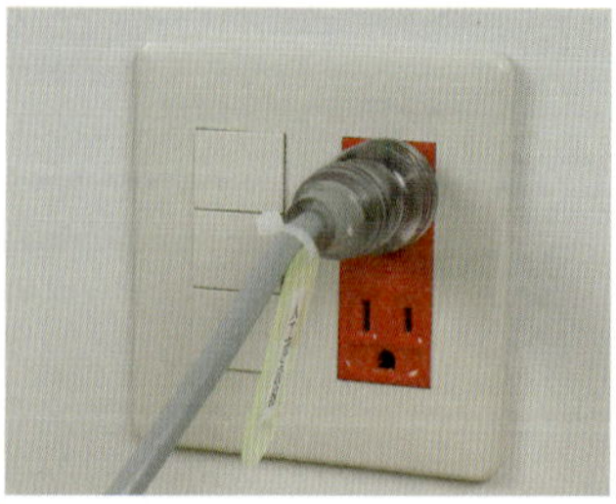

Ⅱ 非常用電源への接続

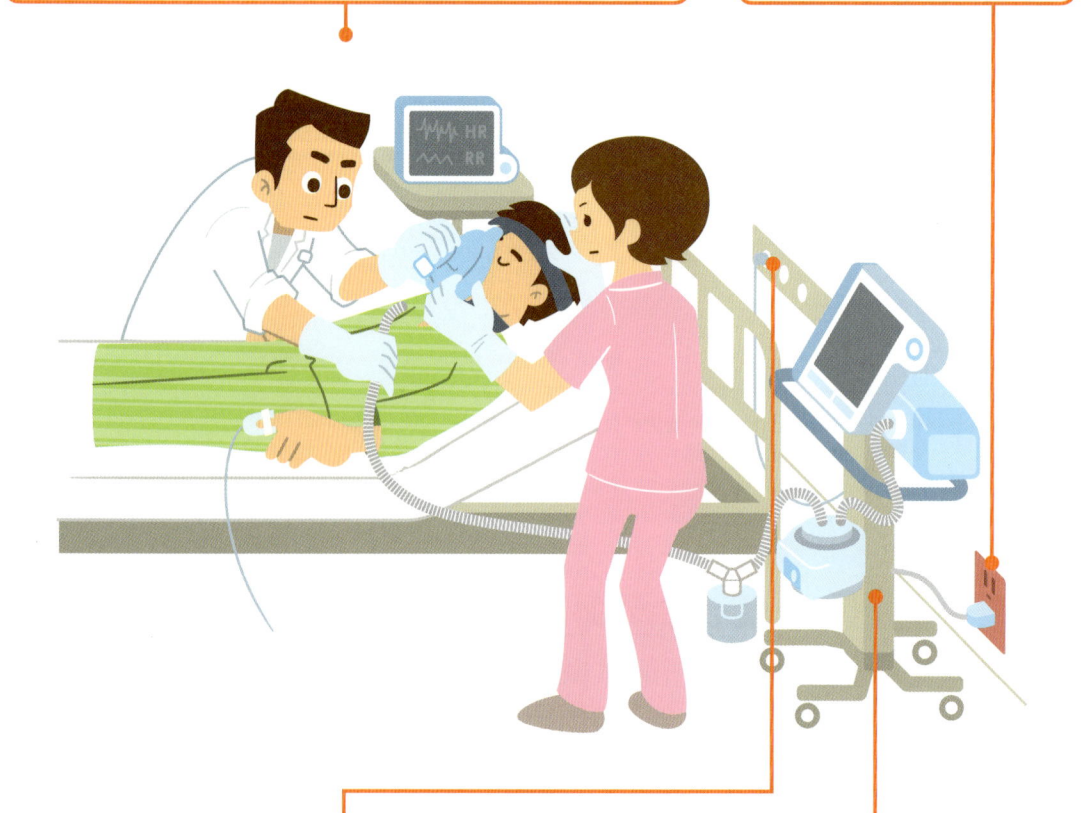

Ⅲ 酸素配管への接続

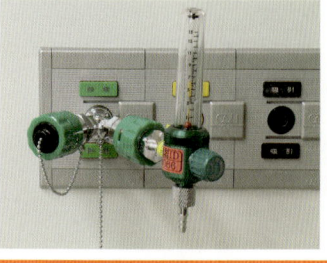

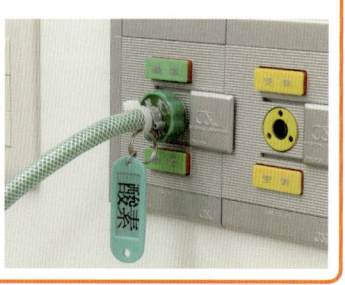

Ⅳ 機器本体の異常の有無

Ⅰ 緊急時に必要な物品の準備

□ジャクソンリース、バッグバルブマスク、Y字管、酸素流量計が、機器の側に設置してあるか

　NPPVで呼吸状態が改善されない場合や、循環動態の変動・意識障害が悪化した場合には、症状の重篤化を招く恐れがあるため、気管挿管による人工呼吸管理に移行します。

　また、緊急時（災害時や機器トラブル時など）の対応として、用手蘇生具を用意しておく必要があります。緊急時に必要な物品を準備し、いつでもすぐに使用できるように点検しておきましょう。

Ⅱ 非常用電源への接続

□コンセントが非常用電源に接続されているか

　NPPVは生命維持装置なので、非常用電源（瞬時特別非常電源）にコンセントを接続する必要があります。一般電源に接続してはいけません。

　タコ足配線は避け、直接、非常用電源に接続します。

　コード類が整理されていることも確認しましょう。

Ⅲ 酸素配管への接続

□酸素配管にしっかりと接続されているか

　医療ガスの接続は、誤って違うガスに接続することがないように特殊な形状をもつ接続器具（ピンインデックスアダプター）を使用しています。

　緑のパンピングを酸素配管に接続します。

　接続部・耐圧部からの漏れがないか確認します。

　ゆるみがないようしっかりと配管に接続します。

Ⅳ 機器本体の異常の有無

□機器から異常音や異臭はしないか

　作動音がおかしかったり、異臭がしないか確認します。

　機器の上部に水物を置いてはいけません。万一こぼれた場合、機器が故障する原因となります。

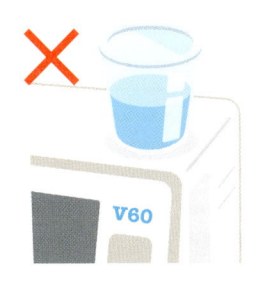

（伊東裕子／濱本実也）

ワンポイントアドバイス

● ベッドサイドモニターやNPPV機器は操作しやすい位置に配置します。

● 緊急時に使用する物品は、迅速に対応できるよう、NPPV機器の近くに配置します。

ココがチェックのポイント！

緊急時に必要な物品
- 酸素流量計・Y字管
- 酸素配管
- 吸引機器
- 生体情報モニター
- バッグバルブマスク
- ジャクソンリース
- 酸素吸入器

ワンポイントアドバイス

● V60は、内蔵バッテリー（最大6時間稼働）を搭載しています。

　AC電源で稼働中

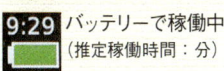

　9:29　バッテリーで稼働中（推定稼働時間：分）

ココがチェックのポイント！
- ゆるんでいたらダメ！

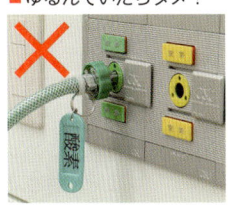

ココを必ずチェック② 回路周辺の確認

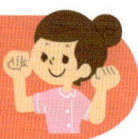

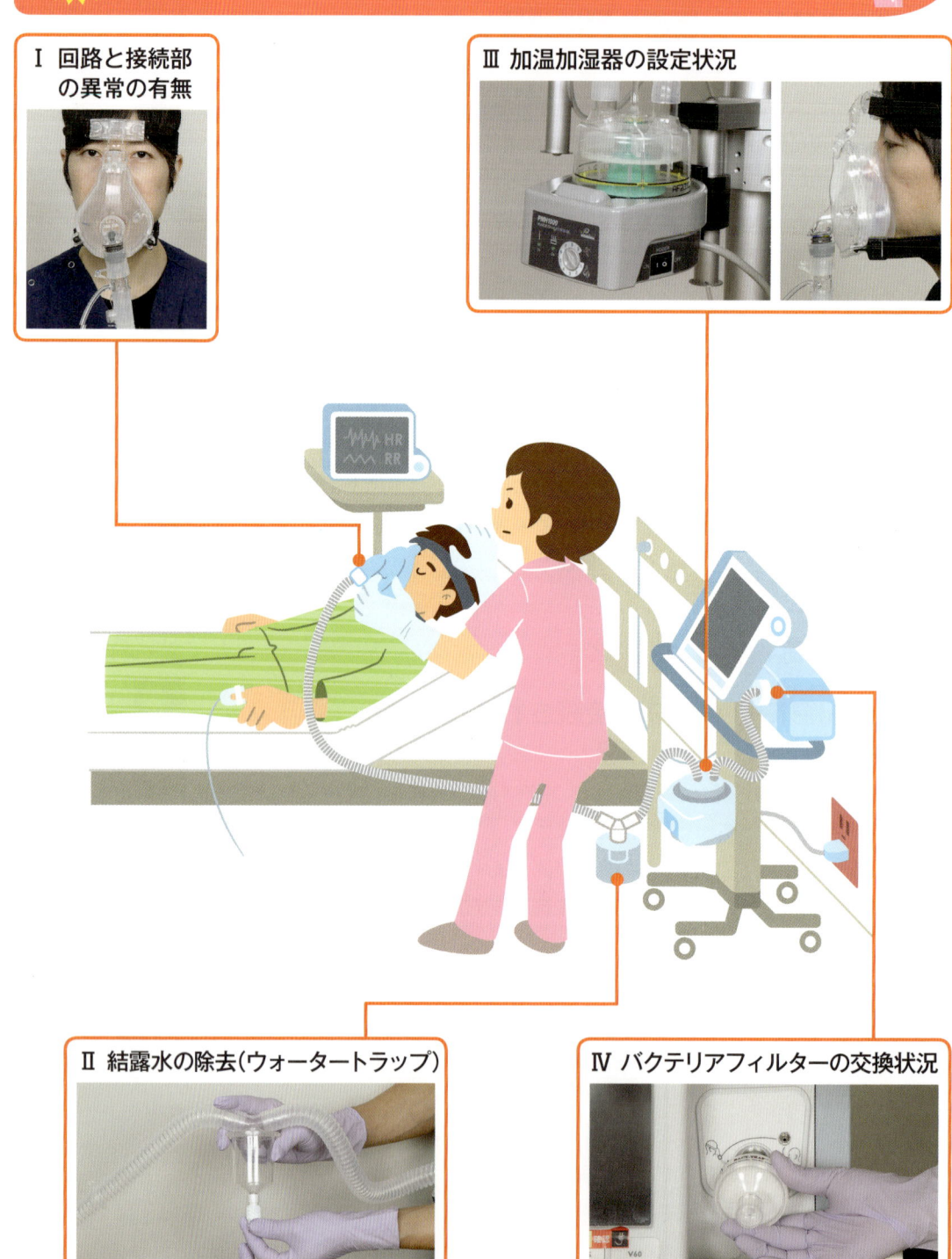

Ⅰ 回路と接続部の異常の有無

Ⅲ 加温加湿器の設定状況

Ⅱ 結露水の除去（ウォータートラップ）

Ⅳ バクテリアフィルターの交換状況

Ⅰ 回路と接続部の異常の有無

- □ 回路の破損・折れ曲がりはないか
- □ 接続部のゆるみ・破損はないか
- □ マスクの安全弁が正常に作動しているか

　リーク量が多く一回換気量が少ない場合や設定圧が保てない場合、マスクや回路、接続部からのリークを疑います。

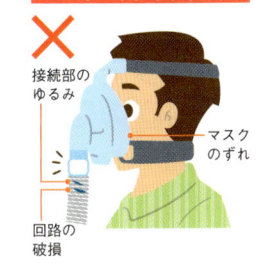

Ⅱ 結露水の除去（ウォータートラップ）

- □ ウォータートラップ内に水が貯留していないか
- □ ウォータートラップのゆるみ・破損はないか
- □ ウォータートラップの位置は適切か

　ウォータートラップ（呼吸回路内に結露した水を溜める部分）に貯留した水は随時捨てましょう。その際、受け皿の締めつけがゆるいとリークの原因となるため、注意してください。

　ウォータートラップは「下向き」で「患者と人工呼吸器の高さより必ず下」になるように調整してください。ウォータートラップをベッドで挟まないようにすることも大切です。

　また、ひび割れがないか、回路がねじれてウォータートラップが逆になっていないか確認します。

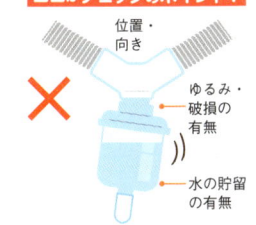

Ⅲ 加温加湿器の設定状況

- □ マスクが少しくもっているか（加温加湿は適切か）

　NPPVでは、室内の空気と酸素配管からくる乾いた酸素が混ざって送気されるため、加温加湿器なしで使用すると、患者が乾燥感を訴えたりします。乾燥した状態が続くと口腔の衛生状態が不潔となり、また、気道の粘膜線毛運動が低下し分泌物や異物の排出機能が抑制されてしまいます。

　マスクが少しくもるぐらいの加温加湿がめやすになります。過剰加湿は皮膚損傷や感染のリスクを高める恐れがあります。患者が乾燥感を訴えたときや、痰が粘稠になってきた場合は、加温加湿器設定を上げましょう。

> **ワンポイントアドバイス**
> ● 自動給水式の加温加湿チャンバーを使用していれば、チャンバー内の水が少なくなると自動で吊るした注射用水から水が供給されるので便利です。

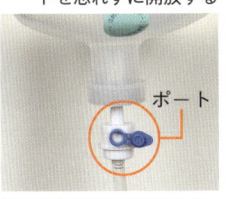

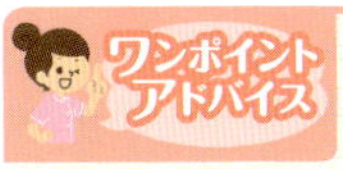

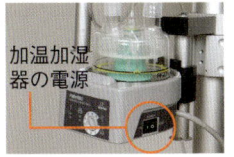

Ⅳ バクテリアフィルターの交換状況

□ バクテリアフィルターの汚染はないか
□ 前回の交換から、1週間以上が経過していないか

ココがチェックのポイント！
■ バクテリアフィルターが汚れていない

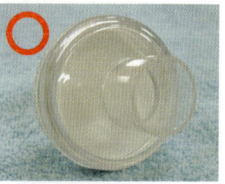

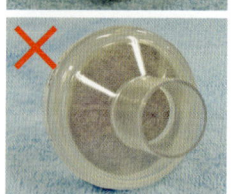

NPPVは大気中の空気を使用するため、機器の吸気口にフィルターが付いています。しかし、それだけですべての埃やバクテリアを除去できないため、バクテリアフィルターを使用する必要があります。

フィルターが黒くなると、呼気抵抗が増大する恐れがあります。使用環境にもよりますが、1週間に1回は交換してください。バクテリアフィルターを交換する際は、交換日を記入しておきましょう。

（伊東裕子／濱本実也）

ワンポイントアドバイス　「電源がついているのに、突然、換気サポートが作動しなくなった！」ときは…

● 圧チューブ（プロキシマルライン）を確認してみましょう。主な原因と対策を以下に述べます。
① 圧チューブまたは吸気回路の接続外れ：接続外れがあった場合は、接続しなおします。
② 圧チューブ内への水滴の浸入：チューブ内の水滴を除去します。

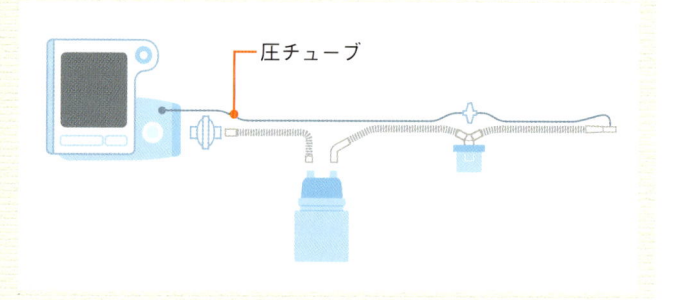

圧チューブ

Column　高濃度酸素による害

酸素投与の合併症には、酸素中毒、気道清浄化の障害、吸収性無気肺、CO_2ナルコーシス（酸素性呼吸停止）などがあります。ここでは、看護師のアセスメントと対応が重要となる「CO_2ナルコーシス」について説明します。

CO_2ナルコーシスは、COPDなど慢性Ⅱ型呼吸不全患者に対して不用意に高濃度酸素を投与すると誘発されます。慢性Ⅱ型呼吸不全患者は、常に二酸化炭素が蓄積された状態にありますから、延髄のCO_2受容器ではなく、末梢のO_2受容器（血中O_2濃度の低下を感知し呼吸中枢に刺激を送る）によって呼吸が制御されています。そのため、酸素投与によって血中酸素濃度が上昇すると呼吸が抑制され、さらに二酸化炭素が蓄積されてCO_2ナルコーシスを招きます。

CO_2ナルコーシスの症状は、意識障害・高度の呼吸性アシドーシス・自発呼吸の減弱などですが、初期には呼吸促迫・頻脈・頭痛・発汗などが見られます。

これらの患者に対して酸素を投与する場合は、低濃度から開始しガスデータやSpO_2を評価しつつ吸入酸素濃度を調節しましょう。ただし、重度の低酸素血症がある場合は、不整脈などの致死的な病態を引き起こす危険があるため、ためらわず酸素投与を行ってください。その場合は、呼吸が抑制されることを予測し、補助換気の準備をしておくことが重要です。

（濱本実也）

ココを必ずチェック ③ 設定の確認

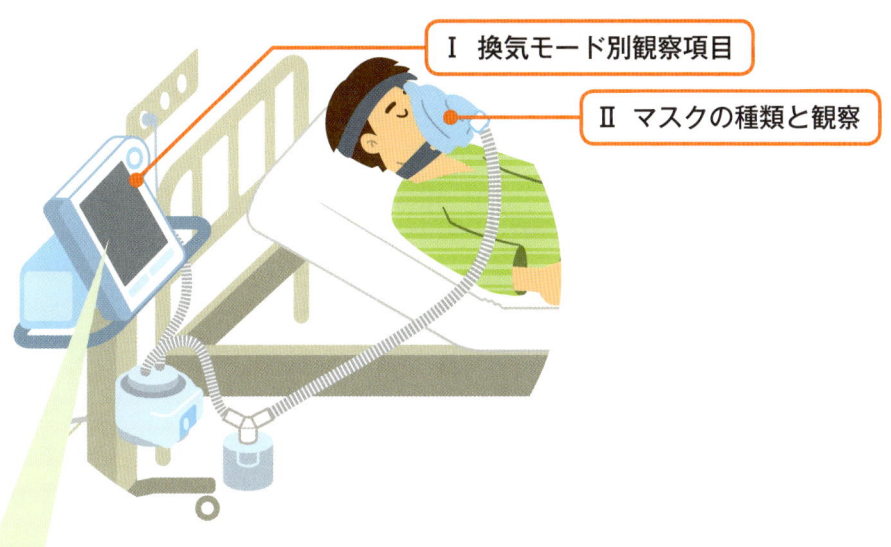

Ⅰ 換気モード別観察項目
Ⅱ マスクの種類と観察

設定画面の見方

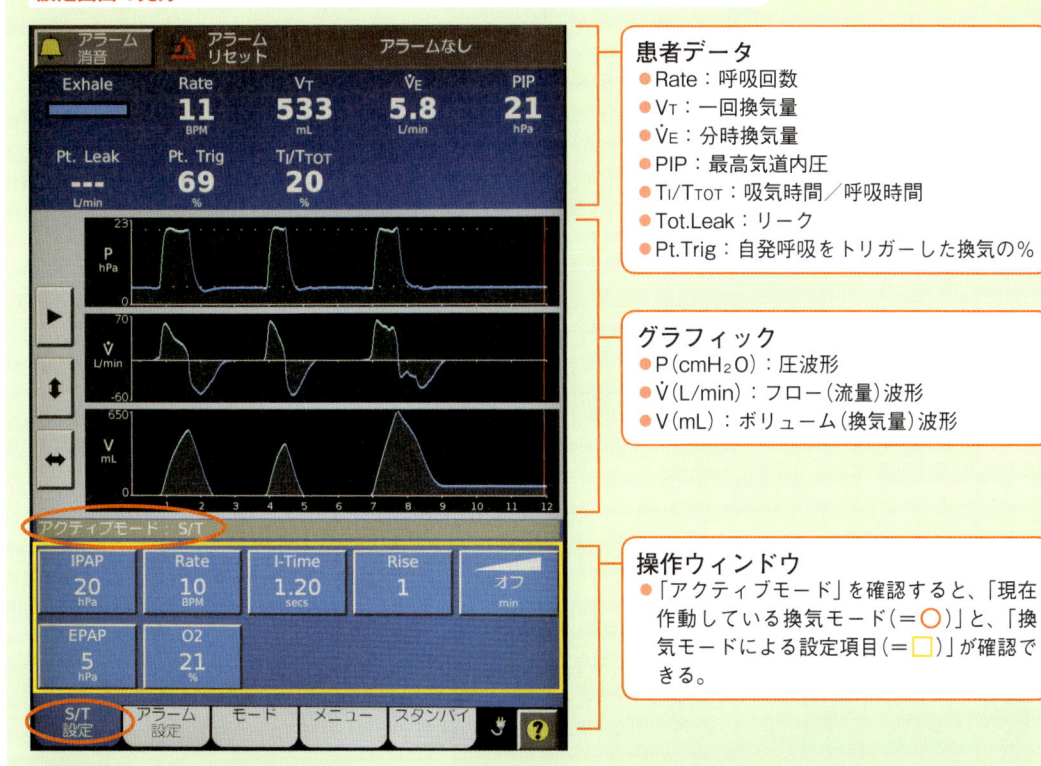

患者データ
- Rate：呼吸回数
- V_T：一回換気量
- V̇_E：分時換気量
- PIP：最高気道内圧
- T_I/T_TOT：吸気時間／呼吸時間
- Tot.Leak：リーク
- Pt.Trig：自発呼吸をトリガーした換気の％

グラフィック
- P(cmH_2O)：圧波形
- V̇(L/min)：フロー（流量）波形
- V(mL)：ボリューム（換気量）波形

操作ウィンドウ
- 「アクティブモード」を確認すると、「現在作動している換気モード（＝○）」と、「換気モードによる設定項目（＝□）」が確認できる。

　現在作動している設定条件を確認します。医師が指示した人工呼吸器設定と間違いがないか、変更はないかを指示簿で確認します。
　医師が指示した設定条件に間違いがあった場合や変更があった場合は、必ず指示を出した医師に確認してください。
　換気モードや設定項目は、チェックリストを使用し、常に変更がないか確認しましょう。

I 換気モード別観察項目

換気モードとは、どのような方式で人工呼吸器よりガスを送気するかを規定するものです。S/T、CPAP、PCV、AVAPSの4種類があります（PCVとAVAPSはV60のみに搭載されています）。

■「S/Tモード」の場合

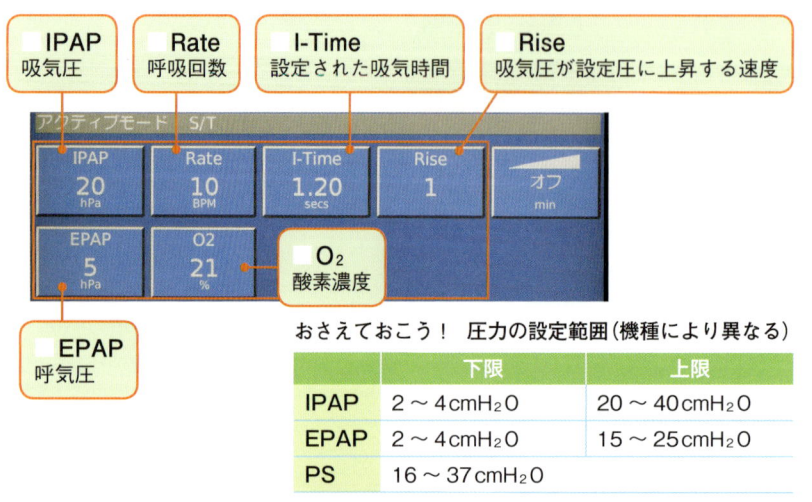

- IPAP 吸気圧
- Rate 呼吸回数
- I-Time 設定された吸気時間
- Rise 吸気圧が設定圧に上昇する速度
- EPAP 呼気圧
- O₂ 酸素濃度

（画面表示：アクティブモード S/T、IPAP 20 hPa、Rate 10 BPM、I-Time 1.20 secs、Rise 1、オフ min、EPAP 5 hPa、O₂ 21%）

おさえておこう！ 圧力の設定範囲（機種により異なる）

	下限	上限
IPAP	2〜4cmH₂O	20〜40cmH₂O
EPAP	2〜4cmH₂O	15〜25cmH₂O
PS	16〜37cmH₂O	

日本呼吸器学会NPPVガイドライン作成委員会編：NPPV（非侵襲的陽圧換気療法）ガイドライン．南江堂，東京，2006：11-15．を参考に作成

■「CPAPモード」の場合

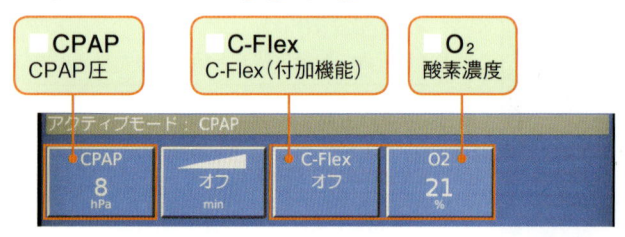

- CPAP CPAP圧
- C-Flex C-Flex（付加機能）
- O₂ 酸素濃度

（画面表示：アクティブモード：CPAP、CPAP 8 hPa、オフ min、C-Flex オフ、O₂ 21%）

■「AVAPSモード」の場合

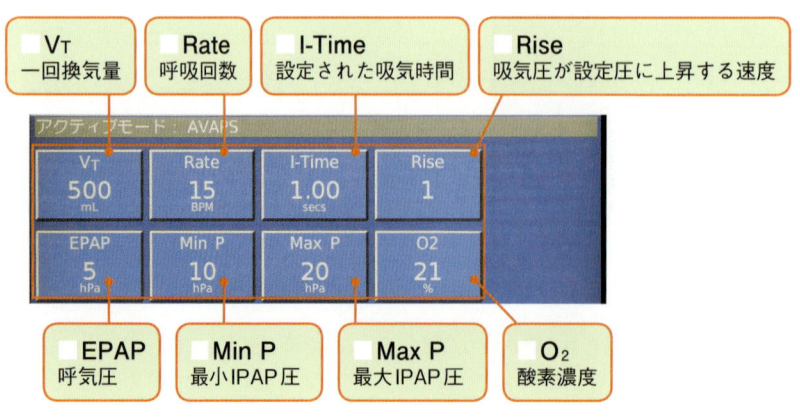

- Vт 一回換気量
- Rate 呼吸回数
- I-Time 設定された吸気時間
- Rise 吸気圧が設定圧に上昇する速度
- EPAP 呼気圧
- Min P 最小IPAP圧
- Max P 最大IPAP圧
- O₂ 酸素濃度

（画面表示：アクティブモード：AVAPS、Vт 500 mL、Rate 15 BPM、I-Time 1.00 secs、Rise 1、EPAP 5 hPa、Min P 10 hPa、Max P 20 hPa、O₂ 21%）

KEY WORD

■ **S/Tモード**（→p.48）：SモードとTモードが自動で切り替わるモード。自発呼吸がある場合はSモード（自発呼吸に同期してIPAP圧まで上昇）、自発呼吸がない場合はTモード（設定した呼吸回数でIPAP圧まで上昇）に切り替わる。

ワンポイントアドバイス

EPAPの効果
①機能的残気量（FRC）を増加させて末梢の気道を開き、虚脱した肺胞を開存させることで肺胞でのガス交換を増加させ、酸素化を改善する。
②二酸化炭素の再呼吸の予防。
③呼気時の末梢気道狭窄の改善。

KEY WORD

■ **CPAPモード**：吸気・呼気ともに一定の陽圧をかけるモード（持続的気道陽圧）。換気補助の効果がないため、自発呼吸が消失あるいは減弱した場合は、バックアップ換気の機能が作動しないため、注意が必要（→p.45）。

■ **C-Flex機能**：CPAP使用中の患者の違和感を緩和させる機能（CPAPモードにのみ付加可能）。呼気開始時に圧を軽減し、呼気終了前に設定されたCPAP圧に戻る。呼気時に圧を下げることで、呼気の違和感を緩和できる（→p.51）。

■ **AVAPSモード**：S/Tモードで作動し、さらに設定した目標一回換気量を補償できるようにIPAP（吸気圧）を自動的に変化させるモード。最小IPAP（Min P）と最大IPAP（Max P）で設定された範囲内でIPAPを変動させることで、一回換気量を維持する（→p.50）。

■「PCVモード」の場合

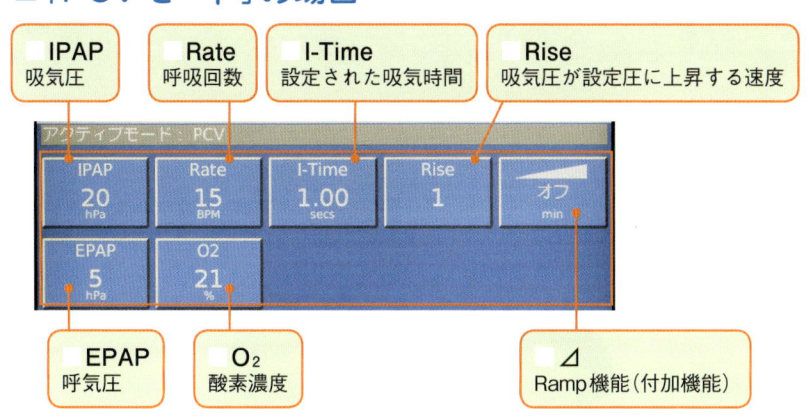

- IPAP 吸気圧
- Rate 呼吸回数
- I-Time 設定された吸気時間
- Rise 吸気圧が設定圧に上昇する速度

アクティブモード：PCV
IPAP	Rate	I-Time	Rise	オフ
20 hPa	15 BPM	1.00 secs	1	min
EPAP	O₂			
5 hPa	21 %			

- EPAP 呼気圧
- O₂ 酸素濃度
- △ Ramp機能（付加機能）

KEY WORD

- **PCVモード**：吸気時間が設定時間(I-Time)で規定されたモード。自発呼吸がない場合は「Rate」の設定が作動する（→p.49）。
- **Ramp機能**：NPPVの圧力に違和感がある場合、Rampで設定した時間経過後に、設定された吸気圧に徐々に吸気圧を上げていく機能（→p.51）。

Ⅱ マスクの種類と決定

　V60では、事前にメニュー画面よりマスクの種類と呼気ポートを設定する必要があります。この設定は、正確なリーク・意図的リークをモニタリングしてリーク補正を行い、患者が必要とする呼吸サポートを行うために必要です。

　V60使用中にマスクの種類を変更した場合は、必ずメニュー画面よりマスクの種類の設定変更を行います。マスクの種類に関しては、p.34〜35を参照してください。

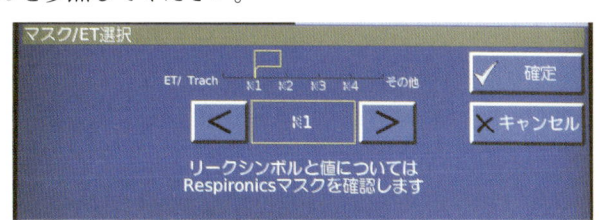

（伊東裕子／濱本実也）

ワンポイントアドバイス

●マスクの安全弁も確認しましょう。安全弁が破れることもあるので安全弁の確認は重要です。
●動作時に安全弁の上がりが不十分なときは、低換気の恐れがあります。
●動作停止時に安全弁が閉じないときは、再呼吸の恐れがあります。

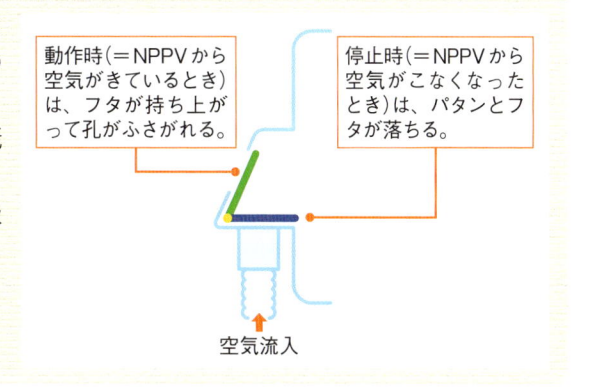

- 動作時（＝NPPVから空気がきているとき）は、フタが持ち上がって孔がふさがれる。
- 停止時（＝NPPVから空気がこなくなったとき）は、パタンとフタが落ちる。
- 空気流入

ココを必ずチェック④ アラーム設定の確認と対応

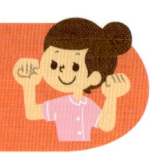

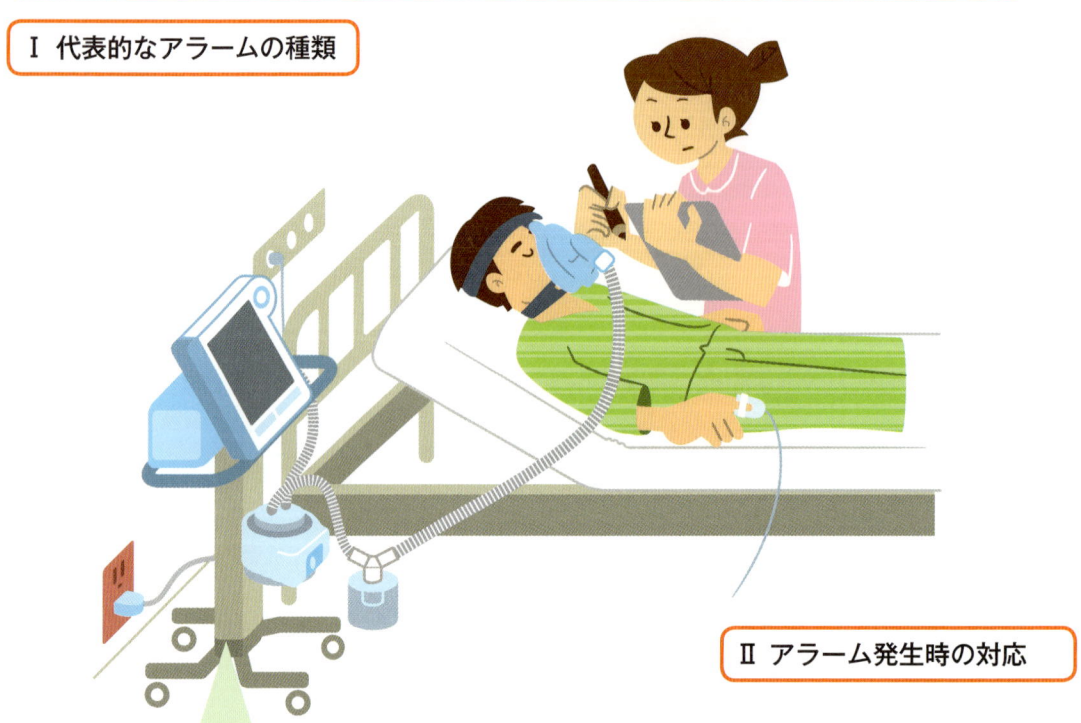

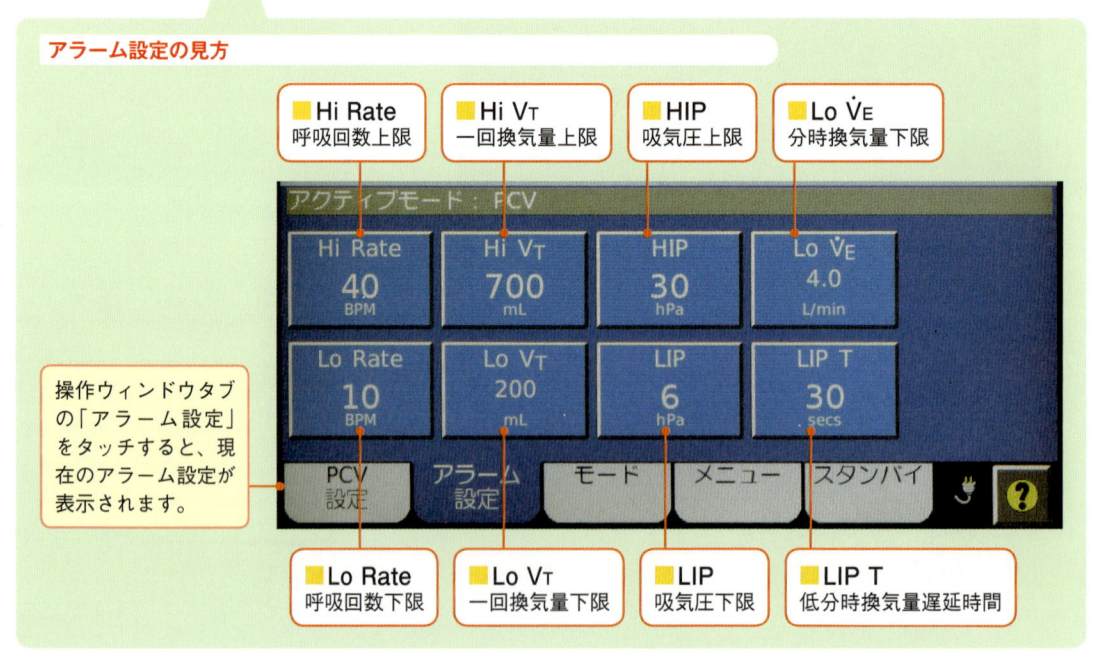

I 代表的なアラームの種類

II アラーム発生時の対応

アラーム設定の見方

操作ウィンドウタブの「アラーム設定」をタッチすると、現在のアラーム設定が表示されます。

アクティブモード：PCV

Hi Rate 呼吸回数上限	Hi V$_T$ 一回換気量上限	HIP 吸気圧上限	Lo V̇$_E$ 分時換気量下限
40 BPM	700 mL	30 hPa	4.0 L/min
Lo Rate 呼吸回数下限	Lo V$_T$ 一回換気量下限	LIP 吸気圧下限	LIP T 低分時換気量遅延時間
10 BPM	200 mL	6 hPa	30 secs

PCV設定　アラーム設定　モード　メニュー　スタンバイ

Part V　NPPV実施

I 代表的なアラームの種類

アラーム名	原因	対処
呼吸回数上限 (Hi Rate)	呼吸状態悪化・発熱などによる呼吸数の増加	→呼吸状態悪化の原因検索と対応
	リークを患者の吸気と判断し、患者が吸気をしていないにもかかわらず機器がIPAPを開始する	→呼吸器回路内のリーク確認 →マスクフィッティング
	アラーム設定が低すぎる	→アラーム設定の変更
呼吸回数下限 (Lo Rate)	患者の自発呼吸減弱・停止	→換気モードの変更
	呼吸器回路接続の外れ・ゆるみ・破損	→呼吸器回路の確認・交換
	アラーム設定が高すぎる	→アラーム設定の変更
一回換気量下限 (Lo V_T)	肺コンプライアンスの低下	→呼吸状態の観察
	リークの増加	→呼吸器回路内のリーク確認 →マスクフィッティング
	呼吸器回路接続の外れ・ゆるみ・破損	→呼吸器回路の確認・交換
	吸気圧設定が低すぎる	→換気モードの変換
	アラーム設定が高すぎる	→アラーム設定の変更
一回換気量上限 (Hi V_T)	モードや設定が患者の状態と合っていない	→換気モードの変更
	アラーム設定が低すぎる	→アラーム設定の変更
吸気圧上限 (HIP)	気道分泌物・体位による気道の閉塞	→気管吸引、体位の調整
	呼吸器回路の屈曲・閉塞	→呼吸器回路の確認
	アラーム設定が低すぎる	→アラーム設定の変更
吸気圧下限 (LIP)	マスク外れやリークの増加	→マスクフィッティング
	肺コンプライアンスの上昇	→呼吸状態の観察
	呼吸器回路接続の外れ・ゆるみ・破損	→呼吸器回路の確認・交換
	アラーム設定が高すぎる	→アラーム設定の変更
分時換気量下限 (Lo $\dot{V}_E$) または 低分時換気量遅延時間 (LIP T)	肺コンプライアンスの低下	→呼吸状態の観察
	リークの増加	→呼吸器回路内のリーク確認 →マスクフィッティング
	呼吸器回路接続の外れ・ゆるみ・破損	→呼吸器回路の確認・交換
	吸気圧設定が低すぎる	→換気モードの変更
	アラーム設定が高すぎる	→アラーム設定の変更
Low Battery Alarm	バッテリー残量15分 ★内蔵バッテリー稼働時に鳴る高レベルアラーム	→AC電源に接続(リセットや消音ができない)

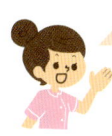

> Bipap Vision特有のアラームとして、Apnea(無呼吸)、Hi MV(分時換気量上限)、Lo MV(分時換気量下限)などがあります。

Ⅱ アラーム対応

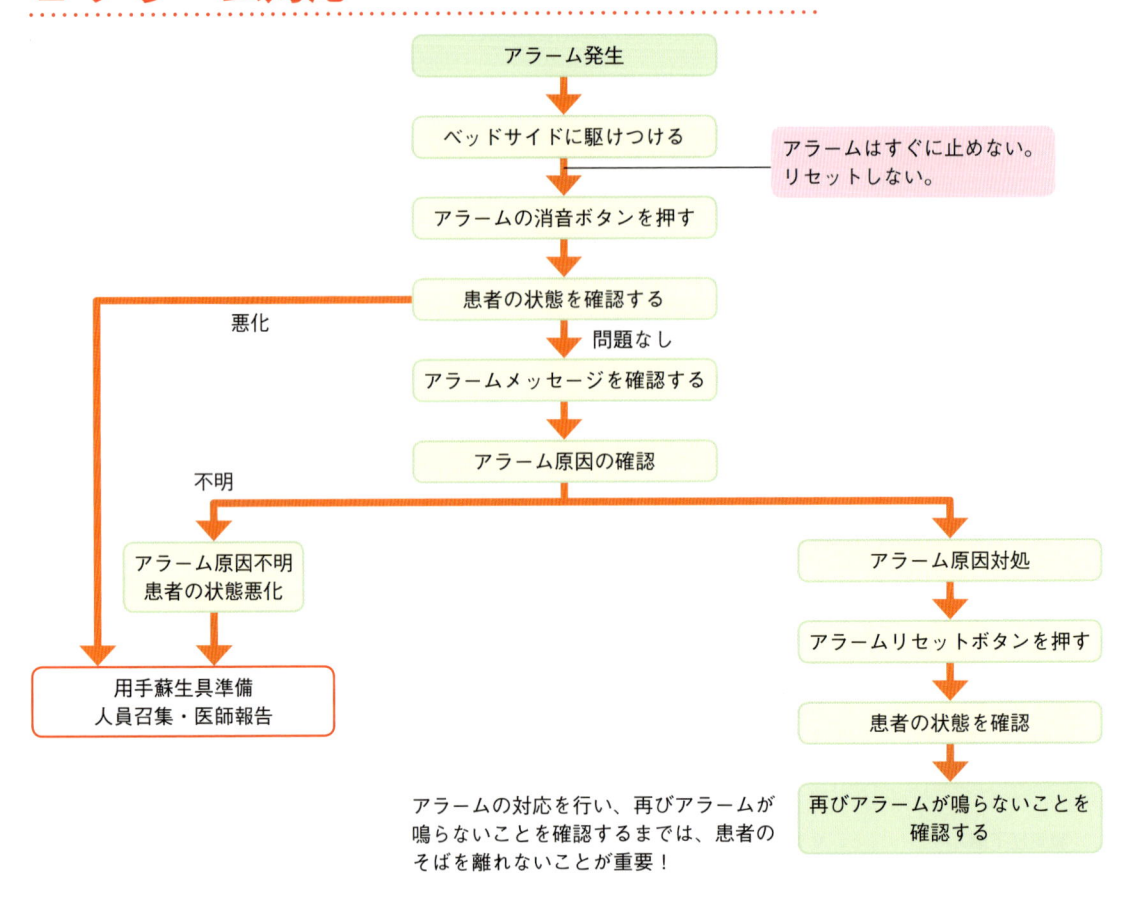

```
アラーム発生
    ↓
ベッドサイドに駆けつける ─── アラームはすぐに止めない。
    ↓                        リセットしない。
アラームの消音ボタンを押す
    ↓
患者の状態を確認する
    ↓(問題なし)     悪化→
アラームメッセージを確認する
    ↓
アラーム原因の確認
    ↓(不明)              ↓
アラーム原因不明         アラーム原因対処
患者の状態悪化              ↓
    ↓                  アラームリセットボタンを押す
用手蘇生具準備              ↓
人員召集・医師報告        患者の状態を確認
                            ↓
                       再びアラームが鳴らないことを
                       確認する
```

アラームの対応を行い、再びアラームが鳴らないことを確認するまでは、患者のそばを離れないことが重要！

ワンポイントアドバイス

● アラームが発生した場合、まず、患者の状態を確認することが重要です。

● アラームが発生する原因として、機器本体の異常、患者の状態の変化、アラーム設定の問題などがあり、何が原因でアラームが発生しているのか原因を追求する必要があります。

● 原因がすぐに判断できない場合は、1人で対応しようとせず、他のスタッフを呼びましょう。

（伊東裕子／濱本実也）

ココを必ずチェック⑤ モニタリング(患者数値)

Ⅰ 実測値の確認
一回換気量、分時換気量、リーク量

Ⅱ 呼吸状態の観察
呼吸回数、呼吸音、胸郭の動き、呼吸パターン、呼吸困難の有無、補助呼吸筋の緊張の有無、喀痰状況、血液ガスや胸部X線

Ⅲ 循環動態の観察
血圧や脈拍
心電図

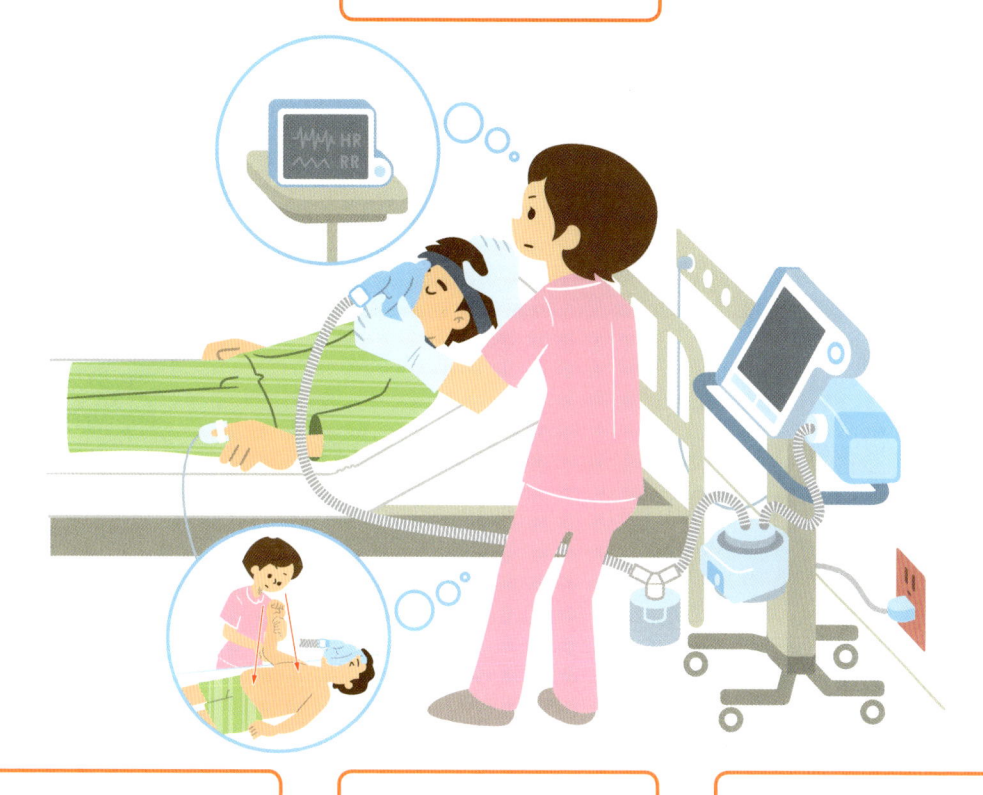

Ⅳ 消化器症状の観察
腹部膨満感の有無
腸蠕動音、排便状態
嘔気・嘔吐の有無、呑気

Ⅴ 皮膚の状態
マスクフィッティング
発赤・びらん・潰瘍の有無

Ⅵ 意識レベルの観察
意識レベル
不穏の有無、
ストレスの有無

Ⅴ NPPV実施

　NPPVの合併症には、マスクによる皮膚トラブルや空気の漏れによるもの、マスクや陽圧換気による不快感などさまざまあります。
　また、IPPV同様、陽圧換気による圧損傷、循環動態の変動を起こす可能性があり、呼吸状態だけではなく、全身状態を注意深く観察する必要があります。

I 実測値の確認

- □ 一回換気量の低下はないか
- □ 分時換気量の低下はないか
- □ リーク量は許容範囲内（60L/分）か

　4～5回の呼吸を見て、どの範囲にあるのか、著しい低下はないかを確認します。

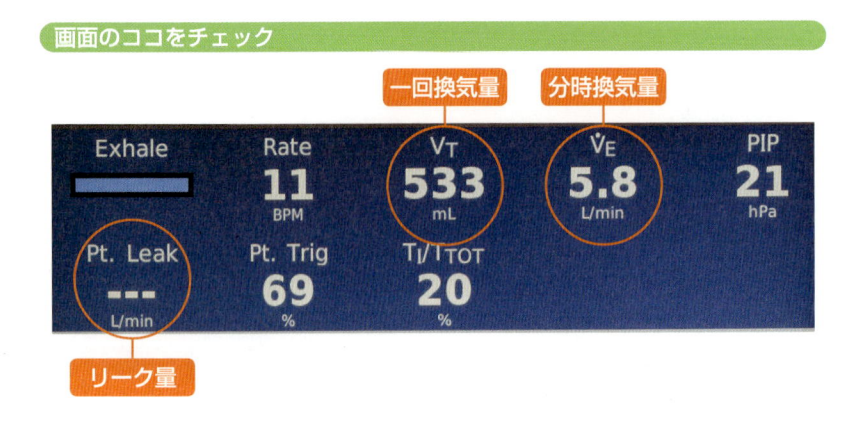

画面のココをチェック

一回換気量：V_T 533 mL
分時換気量：$\dot{V}_E$ 5.8 L/min
Exhale　Rate 11 BPM　PIP 21 hPa
Pt. Leak --- L/min （リーク量）
Pt. Trig 69 %
Ti/Ttot 20 %

マスクフィッティングも確認

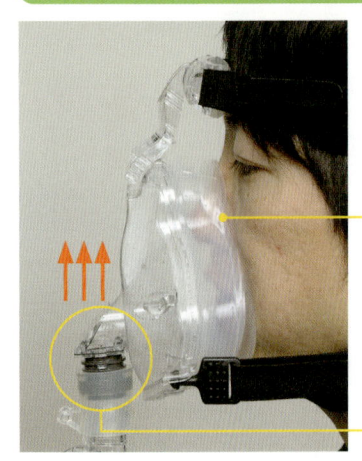

- マスクフィッティングを行い、リークを調整する
- 回路やマスク内に貯留した呼気に含まれる CO_2 を呼気排出孔（呼気ポート）から排気するため、ふさがないこと！

> モニターの実測値だけでなく、必ず患者の状態を「自分の目で」確認しましょう。モニターを過信してはいけません。

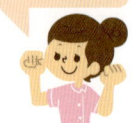

ワンポイントアドバイス

● リークに伴う問題は、以下の2つです。
①非意図的リークを患者の吸気と判断し、自発呼吸がないのにIPAPが始まってしまう。
②リークが多いと不十分な換気になってしまう。

● 設定された圧まで達しない場合や実測リーク量が多い場合は、マスクからのリーク（非意図的リーク：unintentional leak）、回路のリークを確認します。

Ⅱ 呼吸状態の観察

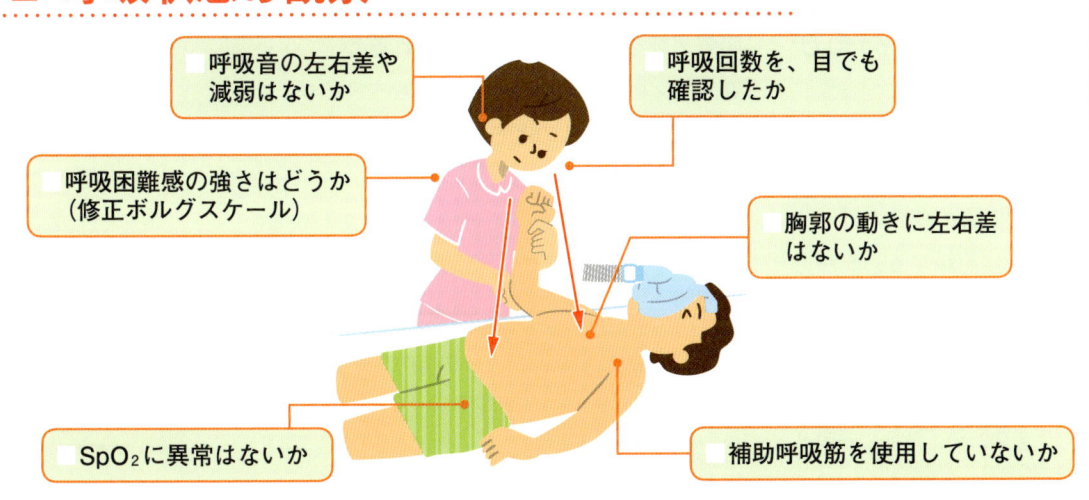

- 呼吸音の左右差や減弱はないか
- 呼吸回数を、目でも確認したか
- 呼吸困難感の強さはどうか（修正ボルグスケール）
- 胸郭の動きに左右差はないか
- SpO₂に異常はないか
- 補助呼吸筋を使用していないか

1．呼吸回数
□ 呼吸回数は許容範囲内（10～25回/分）か
□ 呼吸のリズムは規則正しいか

　NPPVは自発呼吸があることが前提になるため、自発呼吸の有無を観察する必要があります。

　呼吸回数は、必ず目で確認してください。

ワンポイントアドバイス　呼吸の4時相[2]

　呼吸は、吸息・吸気ポーズ・呼息・休止期の「4つの時相」から成ります。正常な呼吸では、呼気の後に休止時間があります。

　安静時（呼吸回数15回/分）の1呼吸サイクルは4秒、休止時間は1.6秒です。

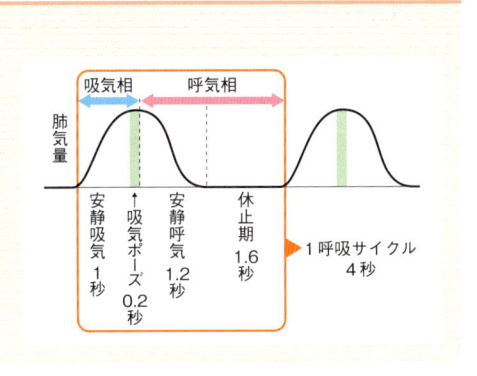

（図：吸気相・呼気相
安静吸気1秒／吸気ポーズ0.2秒／安静呼気1.2秒／休止期1.6秒／1呼吸サイクル4秒）

ココがチェックのポイント！

■ 正常
規則正しいリズムで、呼吸回数が12～20回/分
〈例：15回/分の場合〉
・1呼吸サイクル…4秒
・休止時間…………1.6秒

■ 異常
頻呼吸
規則正しいリズムで、呼吸回数が25回/分以上
〈例：25回/分の場合〉
・1呼吸サイクル…2.4秒
・休止時間…………なし
＝補助呼吸筋を使用して呼吸している
徐呼吸
規則正しいリズムで、呼吸回数が12回/分以下
無呼吸
呼吸停止の状態

2．胸郭の動き
□ 胸郭の動きに左右差はないか

　陽圧換気による圧損傷（緊張性気胸）を起こす場合があるため、胸郭の動きに左右差はないか観察する必要があります。

3．呼吸音の観察
☐ **呼吸音の左右差はないか**
☐ **副雑音があるか** ―「吸気／呼気」のどちらで聴取されるか
　　　　　　　　　―「連続性／断続性」のどちらで聴取されるか
　　　　　　　　　―「高調性／低調性」のどちらで聴取されるか
☐ **背部の呼吸音は正常か**

　呼吸音の聴診を行い、正常か異常かを聴き分け、呼吸音の変化がわかるように記録する必要があります。

> **ワンポイントアドバイス**
> **下側肺障害**
> 肺の下側(背側)に生じる肺障害のことを、下側肺障害といいます。重力によって気道分泌液が貯留して無気肺が生じやすくなるのです。そのため、背部の呼吸音を確認することが必要です。

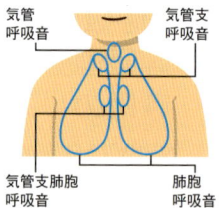

4．補助呼吸筋の動き
☐ **呼吸時に補助呼吸筋を使用していないか**
☐ **NPPV開始後、補助呼吸筋の緊張が緩和されたか**

　安静呼吸の場合、吸気は主に横隔膜の収縮によって行われ、呼気は筋肉を使わず膨らんだ肺が自然に戻ろうとする力によって行われます。
　努力呼吸では、吸気時に胸鎖乳突筋や斜角筋、呼気時は肋間筋・腹直筋・腹斜筋・腹横筋といった補助呼吸筋が使用されます。補助呼吸筋の収縮は、患者の努力呼吸を示しています。
　NPPVは、患者の吸気努力を減らす作用があるので、NPPV開始後に胸鎖乳突筋などの補助呼吸筋の緊張が和らいでいるか観察しましょう。補助呼吸筋の緊張が継続している場合は、NPPVの同調がうまくいっていない場合があるため注意が必要です。

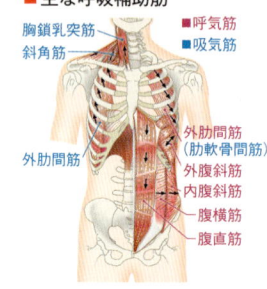

5．呼吸困難感
☐ **呼吸困難感の強さはどうか（修正ボルグスケールによる評価）**
☐ **NPPV開始後、呼吸困難感は改善されたか**

　呼吸困難感の強さを観察する指標として修正ボルグスケールを用います。NPPVを装着して呼吸困難の改善が見られたか継続して評価していく必要があります。

> 当院では、修正ボルグスケール[1]とフェイススケールを合わせて作成した独自の表を使用しています。

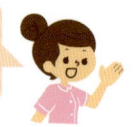

ココがチェックのポイント！
■ 呼吸音の聴取部位

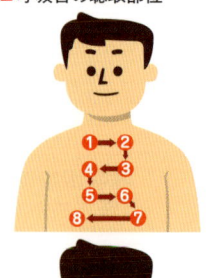

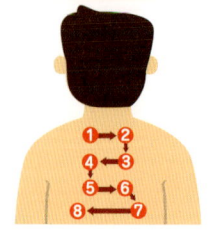

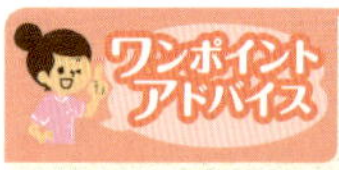

■ 正常呼吸音の種類と聴取部位
気管呼吸音／気管支呼吸音／気管支肺胞呼吸音／肺胞呼吸音

ココがチェックのポイント！
■ 主な呼吸補助筋
胸鎖乳突筋／斜角筋／外肋間筋／外肋間筋(肋軟骨間筋)／外腹斜筋／内腹斜筋／腹横筋／腹直筋
■ 呼気筋　■ 吸気筋

ココがチェックのポイント！
■ 当院で作成・使用している息の苦しい程度表

0	まったくない
0.5	ごくごくわずか（かろうじて自覚）
1	ごくわずか
2	軽度
3	中等度
4	いくぶんきつい
5	きつい
6	
7	たいへんきつい
8	
9	きわめてきつい
10	最大

Ⅲ 循環動態の観察

☐ 頻脈はないか
☐ 血圧変動はないか

　陽圧換気に伴い静脈還流量が減少します。静脈還流減少により心拍出量が減少し血圧が低下します。血圧低下を代償するために、心拍数が増加し頻脈になることがあります。

　NPPV装着による不快感や不穏状態でも頻脈になることがあります。また、呼吸と循環は相関していますので、低酸素状態でも頻脈になります。

　NPPV管理中は、さまざまな原因によって頻脈を呈することがあるため、注意する必要があります。

> **ワンポイントアドバイス**
> 陽圧換気に伴う静脈還流量の減少は、以下の機序から生じます。
> ①胸腔内圧が陽圧になると、全身の血液が右心に戻りにくくなり、静脈還流量が低下する。
> ②肺胞が陽圧によって過度に膨張すると、肺の血管が圧迫され、静脈還流量が減少する。

Ⅳ 消化器症状の観察

☐ 腹部膨満感はないか（腹部膨満感スケールによる評価）
☐ 悪心・嘔吐はないか
☐ 腸蠕動音はあるか

　NPPV機器から送り込まれたガスは、気道だけでなく、食道に入ることがあります（呑気）。ガスが消化管に入ると腹部膨満をきたし、悪心・嘔吐を誘発することがあります。NPPV装着時は嘔吐物を誤嚥する可能性があるため、注意が必要です。

　当院では、腹部膨満感の強さを観察する指標として、腹部膨満感スケールを作成し使用しています。

> **ココがチェックのポイント！**
> ■当院で作成・使用している腹部膨満感スケール
>
> | | | |
> |---|---|---|
> | 0 | まったくない | 😊 |
> | 1 | わずかに腹が張っている | 😐 |
> | 2 | 腹が張り、軽度の苦しさがある | 😑 |
> | 3 | 腹が張り、中等度の苦しさがある | 😟 |
> | 4 | かなり腹が張ってつらい | 😣 |
> | 5 | 耐えられない苦しさ | 😖 |

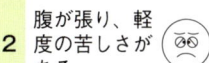

Ⅴ 皮膚の観察

☐ マスクによる皮膚トラブルはないか

　不適切なサイズのマスクを装着した場合や、ベルトの締めすぎなどで一部分に圧がかかりすぎてしまった場合には、簡単に圧迫による血流障害で発赤などの皮膚トラブルを呈します。

　継続して皮膚の観察を行い、皮膚トラブルが生じないよう予防に努める必要があります。

　皮膚トラブルが発生した場合には、位置と範囲がわかるよう、詳細な文章または絵で記録しましょう。

> **ワンポイントアドバイス**
> 皮膚トラブルの記録方法（例）
> 鼻根部に発赤あり

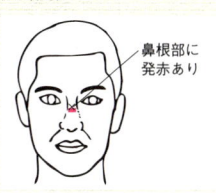

Ⅵ 意識レベルの観察

☐ 意識レベルの低下はないか
☐ 鎮静の深度に変化はないか、鎮静深度は適切か
☐ せん妄・不穏症状が現れていないか

1. 鎮静管理

　近年、デクスメデトミジン（プレセデックス®）が、NPPV管理中の鎮静薬として使用されるようになりました。デクスメデトミジンは、プロポフォールやミダゾラムに比べて舌根沈下や咳嗽反射抑制作用が少なく、呼吸抑制が少ないといわれています。そのため、NPPVの装着を継続させるためにはデクスメデトミジンによる鎮静が有効だといわれています[2]。

　NPPVは自発呼吸があることが前提です。鎮静薬を使用すると、舌根沈下や咳嗽反射抑制作用が起こる可能性があるため、安易に鎮静薬を使用するのは危険です。鎮静薬を使用する際は、使用する薬の作用と副作用を理解し、投与量や投与方法、効果を確認する必要があります。また、NPPV装着中の患者の意識状態の悪化や不安定な場合は、気管挿管による人工呼吸への移行を考慮しなければなりません。

　適切な鎮静管理をするために必要になるのが鎮静スケールです。日本呼吸療法医学会のガイドラインでは、鎮静の評価法としてRASSの使用を推奨しています[3]。

KEY WORD
■ RASS（Richmond Agitation-Sedation Scale）：リッチモンド動揺鎮静尺度

2. せん妄

　NPPV装着による不快感や不安、ストレスの増大により、興奮・不穏状態を呈することがあります。

　また、高二酸化炭素血症による意識障害や不穏状態が生じると、マスクを外してしまうなど危険行動を起こすこともあります。苦痛や不快感などを表出できる環境作りや、そばに付き添うなど、ストレスの軽減に努めることが不可欠です。

（伊東裕子／濱本実也）

Column　PADガイドライン

　2002年に公表された米国集中治療医学会（Society of Critical Care Medicine）の成人重症患者に対する鎮痛・鎮静薬の使用に関する臨床ガイドラインが、昨年「Clinical practice guidelines for the management of pain, agitation, and delirium in adult patients in the intensive care unit（成人ICU患者の疼痛、不穏、およびせん妄の管理に関する臨床ガイドライン、通称：PADガイドライン）」として改定されました。

　以前のガイドラインは薬剤投与が中心の内容でしたが、PADガイドラインでは「疼痛・不穏・せん妄を適切に評価し、管理すること」を重要視しています。医療者が一方的に薬剤で患者を眠らせるのではなく、患者とコミュニケーションをとりつつ細やかに対処することの重要性を示しているといえます。右記に、PADガイドラインの概要

ココがチェックのポイント！

RASSスケール

ステップ1：30秒間、患者を観察する。これ（視診のみ）によりスコア0～＋4を判定する。
ステップ2：1）大声で名前を呼ぶか、開眼するように言う。
　　　　　　2）10秒以上アイ・コンタクトができなければ繰り返す。以上2項目（呼びかけ刺激）によりスコアー1～－3を判定する。
　　　　　　3）動きが見られなければ、肩を揺するか、胸骨を摩擦する。これ（身体刺激）によりスコアー4、－5を判定する。

スコア	用語	説明	
＋4	好戦的な	明らかに好戦的な、暴力的な、スタッフに対する差し迫った危険	
＋3	非常に興奮した	チューブ類またはカテーテル類を自己抜去：攻撃的な	
＋2	興奮した	頻繁な非意図的な運動、人工呼吸器ファイティング	
＋1	落ち着きのない	不安でたえずそわそわしている、しかし動きは攻撃的でも活発でもない	
0	意識清明な 落ち着いている		
－1	傾眠状態	完全に清明ではないが、呼びかけに10秒以上の開眼およびアイコンタクトで応答する	呼びかけ刺激
－2	軽い鎮静状態	呼びかけに10秒未満のアイコンタクトで応答	呼びかけ刺激
－3	中等度鎮静状態	呼びかけに動きまたは開眼で応答するが、アイコンタクトなし	呼びかけ刺激
－4	深い鎮静状態	呼びかけに無反応、しかし、**身体刺激で動きまたは開眼**	身体刺激
－5	昏睡	呼びかけにも身体刺激にも**無反応**	身体刺激

Sessler CN, Gosnell MS, Grap MJ, et al：The Richmond Agitation-Sedation Scale：validity and reliability in adult intensive care unit patients. Am J Respir Crit Care Med 2002；166：1338-1344.
日本呼吸療法医学会：人工呼吸中の鎮静のためのガイドライン．人工呼吸 2007；24(2)：146-167. より引用

PADガイドラインの概要

P (pain)：痛みへの対応	●「すべての重症患者さんには何らかの痛みがある」と考え、鎮静の前に、まず鎮痛を行う。 ●患者の痛みの客観的な評価ツールとして、BPS[*1]、CPOT[*2]が推奨されている。 ●ただし、最も重要なことは「患者自身による痛みのself-report」である。
A (agitation)：不穏への対応	●患者の必要に応じた「軽めの鎮静」と「鎮静レベルの評価」を行う。 ●鎮静深度を繰り返し評価し、目標とする鎮静深度を維持する。 ●鎮静レベルの評価ツールとしてRASS、SAS[*3]が推奨されている。
D (delirium)：せん妄への対応	●日常的なせん妄評価を行う。 ●せん妄の評価ツールとしてICDSC[*4]、CAM-ICU[*5]が推奨されている。 ●予防と治療についてエビデンスの高い方法は少なく、薬物治療より「早期離床・運動療法」といったリハビリテーションの有用性が示されている。

*1　BPS（Behavioral Pain Scale）　　*2　CPOT（Critical-Care Pain Observation Tool）
*3　SAS（Sedation-Agitation Scale）　*4　ICDSC（Intensive Care Delirium Screening Checklist）
*5　CAM-ICU（Confusion Assessment Method for the Intensive Care Unit）

をまとめます。　　　　　　　　　　（濱本実也）

文献
1　Barr J, Fraser GL, Puntillo K, et al. Clinical practice guidelines for the management of pain, agitation, and delirium in adult patients in the intensive care unit. Crit Care Med 2013；41(1)：263-306.
2　布宮伸：重症患者の[痛み(P)][不穏(A)][せん妄(D)]管理の"いまの"考え方「PADガイドライン」のポイント．エキスパートナース 2014；30(7)：11-16.

Part V　NPPV実施

NPPV装着中の看護のポイント
合併症を起こさない！予防とケア

NPPVの主な合併症

　NPPVの合併症は、マスクによる皮膚トラブルや空気の漏れによるもの、陽圧換気による不快感などさまざまです。
　また、IPPV（侵襲的陽圧換気）同様、陽圧換気による圧損傷や循環動態の変動を起こす可能性があり、呼吸状態だけでなく、全身状態を注意深く観察しなければなりません。
　ここでは、主な合併症の原因と、その対処方法について考えていきましょう。

KEY WORD
■IPPV（invasive positive pressure ventilation）：侵襲的陽圧換気

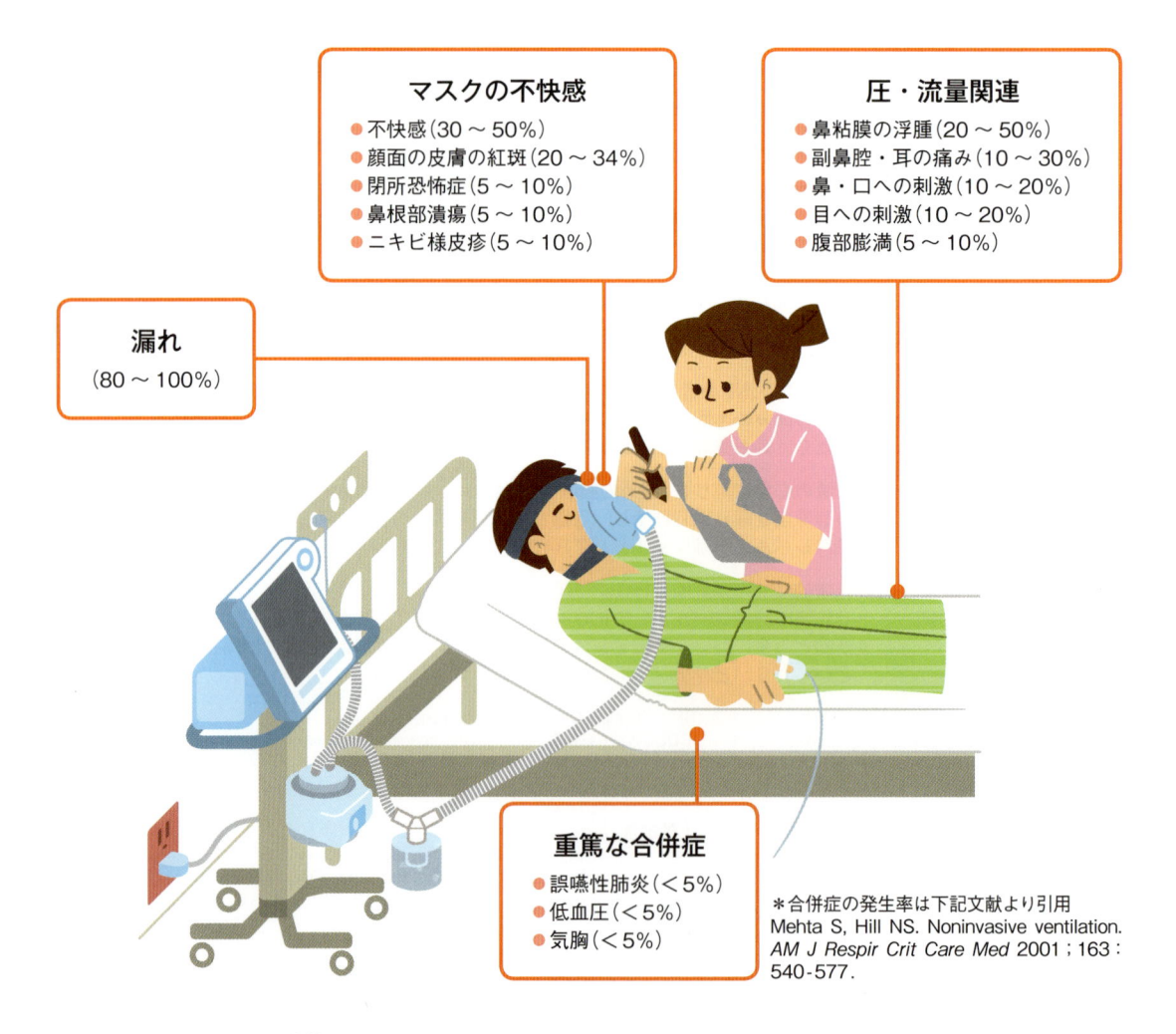

マスクの不快感
- 不快感（30〜50％）
- 顔面の皮膚の紅斑（20〜34％）
- 閉所恐怖症（5〜10％）
- 鼻根部潰瘍（5〜10％）
- ニキビ様皮疹（5〜10％）

圧・流量関連
- 鼻粘膜の浮腫（20〜50％）
- 副鼻腔・耳の痛み（10〜30％）
- 鼻・口への刺激（10〜20％）
- 目への刺激（10〜20％）
- 腹部膨満（5〜10％）

漏れ
（80〜100％）

重篤な合併症
- 誤嚥性肺炎（＜5％）
- 低血圧（＜5％）
- 気胸（＜5％）

＊合併症の発生率は下記文献より引用
Mehta S, Hill NS. Noninvasive ventilation.
AM J Respir Crit Care Med 2001；163：540-577.

マスクの不快感

■不快感

マスクの不快感は非常に多く、また、導入時に強く見られます。

対処方法

→ マスクのサイズ、種類、固定方法の検討を行います。
→ NPPVの必要性を繰り返し説明し、可能であれば適宜休憩をはさみ、ストレスの軽減に努めます。
→ それでも不快感が強くNPPVによる治療が難しければ、医師と相談し、鎮静薬の使用を考慮します。

■顔面の皮膚の紅斑

マスクによる圧迫部位に発赤ができることがあります。不快感に次いで多く見られる合併症です。悪化すると血流障害により潰瘍を起こすため、注意が必要です。

対処方法

→ マスクの種類、サイズ、固定方法を再検討して、圧迫をできる限り軽減することが大切です。圧迫部位はマスクの種類によって違うため、患者が受け入れられるなら、マスクの種類の変更は有効です。
→ 可能であれば、短時間でも休憩をして圧迫を解除させます。
→ マスクを装着する前に皮膚保護材を皮膚に貼り、発赤を予防するとよいでしょう。

ワンポイントアドバイス
● いつでも皮膚の状態を観察できる透明なタイプや、取り外しができるタイプの保護材を第1選択に用います。
● あくまでも、発赤・潰瘍を起こさないよう、マスク装着時から使用します。
● 圧迫部位はマスクの種類によって違います。貼付部位は鼻根部だけではありません。

当院で皮膚トラブル予防のために使用している皮膚保護材

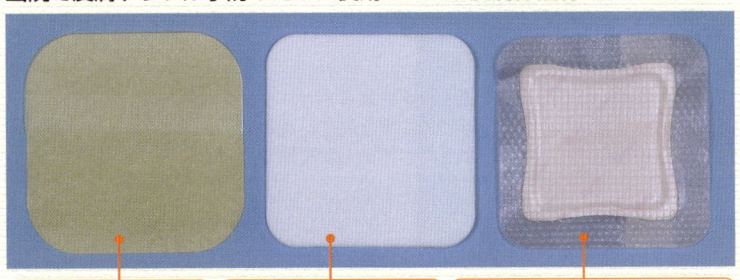

デュオアクティブ® ET
（半透明のハイドロコロイドドレッシング）
粘着性があるが、単回使用。皮膚の観察がしにくい。

エスアイエイド®
（創傷用シリコーンゲルドレッシング）
粘着性があるが、繰り返し使用可能。皮膚の観察が容易。発赤予防として用いる。

ハイドロサイト®
（親水性ポリウレタンフォームドレッシング）
粘着性がないため固定に工夫が必要だが、皮膚の観察は容易。周囲がテープになっているタイプ（ハイドロサイトAD）は単回使用で、皮膚の観察が困難。

ココがチェックのポイント！

■ フェイスマスクによる発赤の例

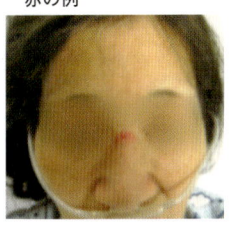

■ 鼻マスクによる発赤の例

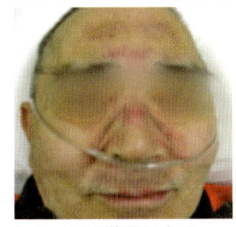

ステロイド使用によるムーンフェイスの患者。設定圧が高い場合は特に注意が必要。

皮膚保護材を使っても潰瘍ができてしまう場合には、潰瘍部分に当たらないようなマスクへと種類を変更します。もし、発赤・潰瘍ができた場合は、皮膚科や皮膚排泄ケア認定看護師に相談します。

NPPV装着中の看護のポイント 83

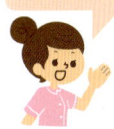

皮膚保護材の使用方法（例）

フェイスマスク、鼻マスクによる圧迫部位

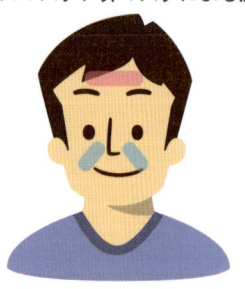

- やせている患者：鼻根部に発赤が生じやすい。
- ステロイド使用によるムーンフェイス、ふくよかな患者：圧迫される部位全体（●）に発赤ができる。特に額、鼻根部、頬にできることが多い。

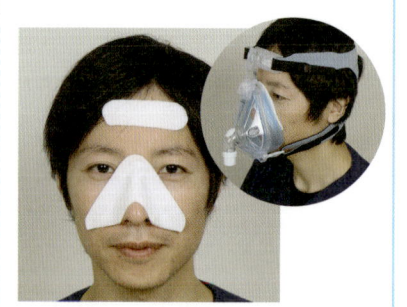

皮膚保護材の使用例（フェイスマスクの場合）
- 発赤ができやすい部位にカットした皮膚保護材を貼る。
- 眼にかからないようにする。

トータルフェイスマスクによる圧迫部位

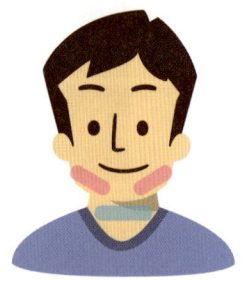

- PerformaTrak は、頬の下の部分に発赤が起こることがある（●）。
- トータルフェイスマスクでは頸部（マスクの下縁が当たる部位＝●）に発赤を起こす。

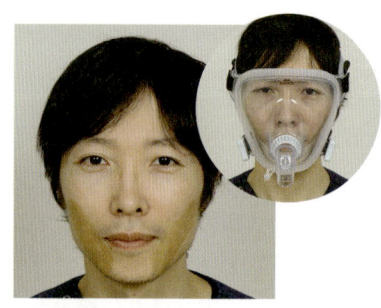

皮膚保護材の使用例（PerformaTrak の場合）
- 発赤ができやすい部位にカットした皮膚保護材を貼る。
- 額にも隙間ができやすい。あまった皮膚保護材を貼るとよい。

胃管挿入中の患者に対する皮膚保護材の貼り方

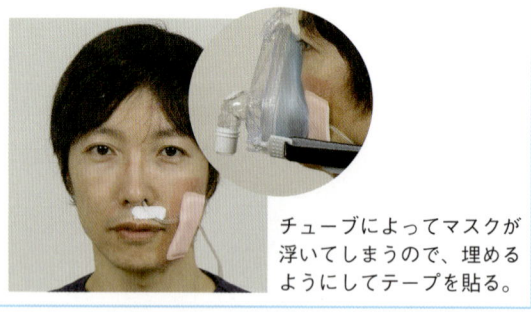

チューブによってマスクが浮いてしまうので、埋めるようにしてテープを貼る。

ワンポイントアドバイス

トータルフェイスマスク使用時の除圧法

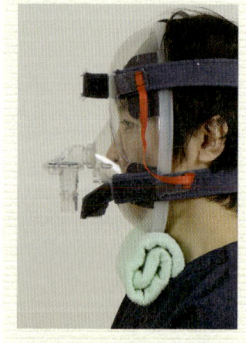

- 前頸部（特にマスクの下縁が当たる場所）にタオルやガーゼなどを挟むとよいでしょう。
- 体動がある患者の場合は、皮膚保護材を使用します。

ここで示した皮膚保護材の貼り方は、あくまで一例です。実際は、その患者に合わせてサイズなどを変更してください。

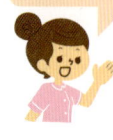

■閉所恐怖症

マスクによる視界の遮りが原因と考えられます。

対処方法

➡ 患者と相談してマスクの選定をするとよいでしょう。

➡ どうしても恐怖感が強いようなら、医師と相談して鎮静薬の使用も考慮します。

■鼻根部潰瘍

マスクの圧迫によって生じます。

対処方法（「顔面の紅斑」と同様）
➡鼻根部の除圧が最優先のため、トータルフェイスマスクやPerforma Trakへ変更します。

■ニキビ様皮疹

皮脂などで汚れたマスクを装着することで起こります。

対処方法
➡ウェットティッシュや湿ったガーゼなどで汚れを拭き取って、マスクを清潔に使用します。可能なら洗顔、難しければ清拭などで顔面の保清にも心がけます。
➡それでも改善しないようならば、医師と相談して皮膚科に受診します。

圧・流量関連の合併症

■鼻粘膜の浮腫（鼻のうっ血）

乾燥した空気が、鼻のうっ血の誘因となり、鼻閉感を訴えることがあります。

対処方法
➡加湿器の設定を上げて乾燥を予防します。
➡それでも苦痛を訴えるようなら、医師と相談してうっ血除去薬などを用いる場合もあります。

■副鼻腔・耳の痛み

鼓膜は、外耳道と中耳を隔てる膜です。耳や副鼻腔の痛みは、NPPVからの送気によって耳管・中耳が圧迫されて外耳道との圧格差を生じ、鼓膜を損傷してしまうことが原因で生じます。

対処方法
➡可能であれば、休憩をはさみます。
➡それでも症状が強いようなら、医師と相談し設定圧を下げることを考慮します。

■鼻・口への刺激

刺激というより"乾燥"という表現で訴える患者が多いです。

対処方法
➡口腔内の乾燥が強くて症状を訴えているなら、口腔ケアの施行や含嗽を勧めます。
➡加湿器の設定を確認し、加湿が弱ければ「マスクがうっすらくもる程度」

ココがチェックのポイント！
■フェイスマスクによる鼻根部の潰瘍の症例：皮膚保護材により観察が困難であったため発見が遅れた例。

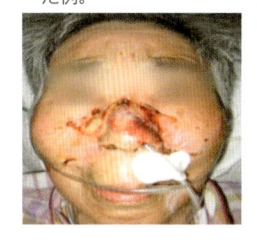

ココがチェックのポイント！
■汚れたマスク

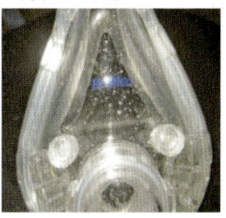

マスク全体に埃や皮脂が付着しています。

ワンポイントアドバイス

圧差による鼓膜の変化
●飛行機に乗っているときや、スキューバダイビングでの潜水の際に、耳鳴りや耳の痛みが起こるのと同様です。
●外耳道の空気圧と中耳内の空気圧に不均衡が起こり、鼓膜を損傷することで、副鼻腔や耳の痛みが生じます。

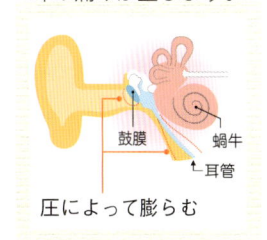

鼓膜　蝸牛
耳管
圧によって膨らむ

に設定を上げます。
→結露が多い場合は、回路が冷えないような工夫が必要です（冷房の効いた部屋や真冬など、加湿器の設定を上げても回路内に結露ができるだけで、患者の口腔内は乾燥していることもあります）。

■眼への刺激
マスクからの空気の漏れが原因となります。
対処方法
→マスクサイズ、種類、固定、サポートアームの調整を行います。特に、サポートアームの調整により、マスク上方への空気の漏れを防ぐことができます。

■腹部膨満
NPPVでは多量の空気を飲み込んでしまうため、腹部膨満を放っておくと、イレウスの原因ともなります。腹部の状態（排便状態・腸音・排ガスの有無）も注意して観察を行います。
対処方法
→排便コントロールを行います。緩下薬を使用する場合もあります。
→胃管を挿入し、飲み込んだ空気を用手的に吸引します。
→患者が苦痛を訴えているようであれば、設定圧を医師と相談します。

漏れ

空気の漏れ自体が不快感の原因となります。
また、空気の漏れによる音が同室者のストレスになる可能性があります。同室者を気づかって装着を拒否する患者もいます。
対処方法
→仰向けに寝て顔を少し動かしたときのリーク量も確認し、マスクサイズ、種類、固定、サポートアームを調整します。眠ったときに口が開いてしまう患者なら、チンストラップの使用も考えます（→p.101）。
→リークを最小限にとどめても音が大きく同室者の不快が続くなら、個室を考慮することもあります。

ワンポイントアドバイス
「回路を冷やさない」工夫の例

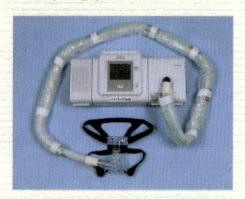

●冷えた外気と加湿器により暖められたエアーの温度差により生じる結露を少なくするため、回路周囲にカバーを巻きます。

ココがチェックのポイント！

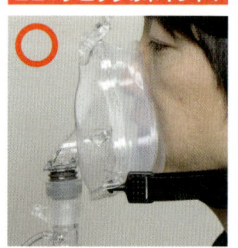

マスクがうっすらくもる程度の加湿がベスト。

ワンポイントアドバイス
チンストラップの使用例

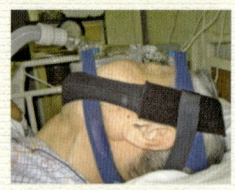

●鼻マスク使用時に口が開いている場合や、フェイスマスク使用時に口がマスクからはみ出てしまう場合、口からのエア漏れを防ぐため、チンストラップで口が開かないよう固定します。

重篤な合併症

■誤嚥性肺炎

誤嚥のリスクのある患者の場合、唾液・食事の際の残渣物・吐物などで容易に起こります。

対処方法
→ 食後、または定期的に口腔ケアを行い、口腔内の清潔を維持します。
→ 唾液が多い、あるいは痰がうまく出せない患者には吸引が必要となります。

■低血圧

NPPVでも、陽圧換気による循環動態の変動が起こります。

通常、静脈血が心臓に戻るためには、末梢静脈の収縮力や筋肉によるポンプ作用に加え、胸腔内が陰圧であることによる末梢静脈と右心房の圧格差が必要です。しかし、陽圧換気により胸腔内圧が上昇すると、この圧格差がなくなり、静脈血が心臓に戻りにくくなり、心拍出量が減少します。

また、陽圧換気では胸腔内圧が上昇して心臓が圧迫され拡張が障害されてしまいます。

対処方法
→ 重篤な合併症の1つのため、まず医師に報告します。
→ 昇圧薬が必要となることもあります。昇圧薬の準備とともに、投与可能なルートの有無などもチェックしておくとよいでしょう。

■気胸

陽圧換気による圧損傷の1つです。気道内圧の上昇により、気道〜肺胞の破裂が原因となります。

一方、気管・気管支周囲組織が破綻すると、縦隔気腫・皮下気腫などが起こります。

聴診での呼吸音の減弱だけでなく、視診・触診による胸部の観察も行いましょう。

対処方法
→ 重篤な合併症の1つです。異常が見られたら、早急に医師に報告してください。

(谷口奈穂)

KEY WORD
■縦隔気腫・皮下気腫：肺・気管・気管支損傷などが原因で漏れた空気が、縦隔に貯留した状態を縦隔気腫、皮下組織に貯留した状態を皮下気腫と呼ぶ。

まとめ 合併症の対処方法と優先順位

合併症		対処方法と優先順位
マスクの不快感	不快感	①マスクのサイズ、種類、固定方法を再検討する。 ②NPPVの必要性を繰り返し説明し、理解を得る。 ③可能であれば適宜休憩をはさむ。 ④医師と相談し、鎮静薬の使用を考慮する。
	顔面の皮膚の紅斑	①マスクのサイズ、種類、固定方法を再検討する。 ②皮膚保護材を使用する。 ③可能であれば適宜休憩をはさむ。
	閉所恐怖症	①NPPVの必要性を繰り返し説明し、理解を得る。 ②可能であれば適宜休憩をはさむ。 ③医師と相談し、鎮静薬の使用を考慮する。
	鼻根潰瘍	①皮膚保護材を使用する。 ②マスクのサイズ、種類、固定方法を再検討する。
	ニキビ様皮疹	①マスクの清潔を保持する。 ②可能であれば洗顔する。難しければ、顔面を清拭し、顔面の清潔を保持する。 ③医師と相談して皮膚科受診を考慮。
圧・流量関連	鼻粘膜の浮腫（鼻のうっ血）	①加湿を強める。 ②医師と相談し、うっ血除去薬の使用も考慮する。
	副鼻腔・耳の痛み	①可能であれば適宜休憩をはさむ。 ②苦痛が強いようならば、医師と相談し設定圧を再検討する。
	鼻・口への刺激	①口腔内の乾燥が強くて症状を訴えているようならば、マウスケアの施行や含嗽を勧める。口腔内の保湿ジェルなども考慮する。 ②加湿を強める。
	目への刺激	①マスクのサイズ、種類、固定方法を再検討する。
	腹部膨満	①排便コントロールを行う。 ②胃管を挿入する。 ③設定圧を医師と相談する。
漏れ		①マスクのサイズ、種類、固定方法を再検討する。 ②リーク部分に皮膚保護材を貼り、顔面のくぼんだ部分を修復する。 ③空気の漏れる音が大きく、同室者へのストレスがある場合は、部屋調整を行う。
重篤な合併症	誤嚥性肺炎	①マウスケアを行って、口腔内の清潔を保持する。 ②適宜吸引を行う。
	低血圧	①医師に報告する。 ②昇圧薬投与可能なルートの有無を確認する。
	気胸	①医師に報告する。 ②ドレナージの準備を行う。

PART V　NPPV実施

急性期NPPV装着患者のリハビリテーション

> **理解のポイント**
> - NPPVも人工呼吸器であることを常に念頭に置き、呼吸・循環を注意深くアセスメントしながら進めていく。
> - 基本的には、段階的に端座位→立位→歩行の順で進めていくが、難しければベッド上での下肢筋力トレーニングを行う。
> - 重症患者に対しては、NPPV装着下での運動療法を行うこともある。

リハビリテーションの進め方

■目的

　急性期NPPV装着患者は、病態による影響に加え、NPPV回路やさまざまなカテーテル・チューブ類によって身体活動が制限されています。身体活動が制限された患者は、廃用性の筋力低下のみならず、呼吸・循環・脳などにさまざまな悪影響を受けます。

　急性期NPPV装着患者のリハビリテーションは、不必要な臥床を避け、安静臥床に伴う合併症の予防とADLの再獲得を目標に行うことが重要です。

■導入の方法（図1）

1. 確認

　病態の把握と情報の共有が重要です。医師、看護師、理学療法士、臨床工学技士などが密接に連携し、病態の安定を確認後、開始を遅らせないことが大切です。

　NPPVの設定、呼吸回数や一回換気量、酸素飽和度（SpO_2）を把握するとともに、循環動態をアセスメントし、離床を進めてよい状態なのかを判断します。

2. 実際

　リハビリテーションを進めるためには、患者の協力が欠かせません。患者に対して、離床を行う目的や、何を行うのか、また、呼吸困難感の増強や降圧症状が生じた場合はすぐに中止できることなどを説明します。

　NPPVの蛇管や、患者に挿入されているカテーテル類がベッドの左右に

図1　リハビリテーションの進め方

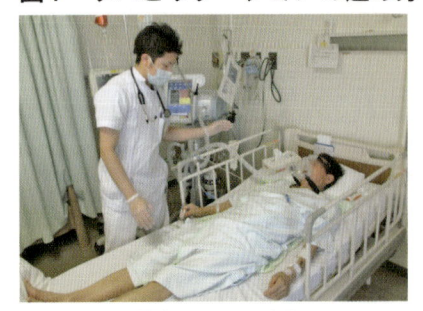

離床について説明

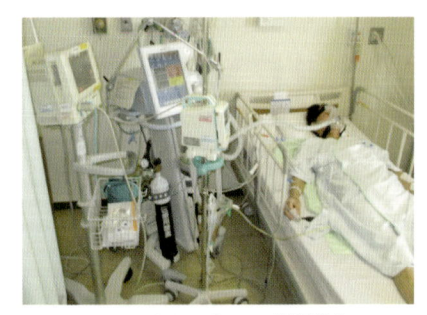

NPPVやモニター・点滴類を
ベッドの1方向にまとめます

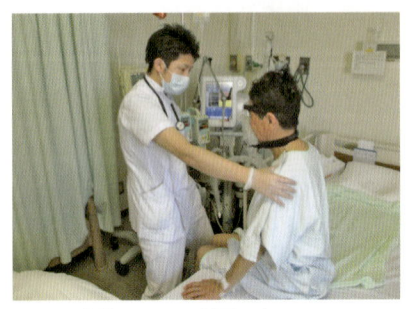

意識レベルの低下はないか？
→問題なければ

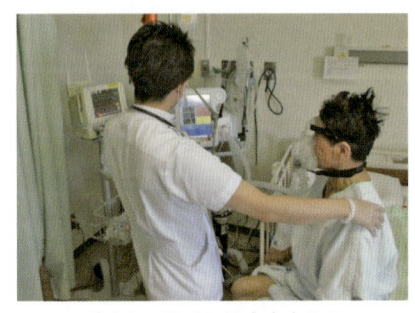

バイタルサインは大丈夫か？
→降圧症状があれば

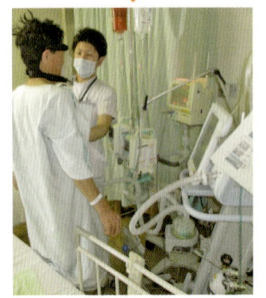

立位・歩行訓練へ進めます

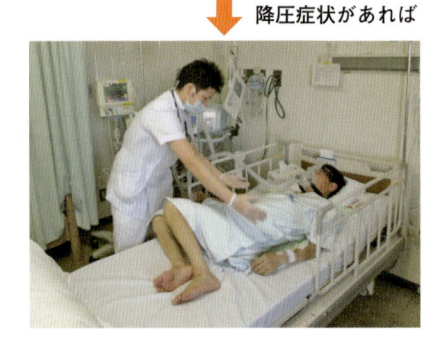

臥位に戻します

振り分けられている場合は、できるだけ1方向にまとめます。そうすると、患者は動きやすく、介助者は視線を1方向に向けることができるため介助しやすくなり、カテーテル類の事故抜去を予防できます。

　コミュニケーションが可能であれば、端座位を試みます。端座位は保持可能か、意識レベルの低下がないか、血圧や酸素飽和度などのバイタルサインが保たれるかを評価します。

　端座位でのバイタルサインが保たれれば、患者自身の呼吸困難感や低酸素血症を評価しながら、立位・歩行訓練を進めていきます。その際、介助者はNPPVの蛇管やカテーテル類を保持し、また、患者の転倒防止に努めます。

　また、NPPV装着のままポータブルトイレを使用するなど、日常生活活動につなげていくことも大切です。

　なお、離床が進められないときは、下肢筋力の維持のために、ベッド上で

> **ワンポイントアドバイス**
> ●リハビリテーション中に酸素飽和度（SpO_2）が低下する場合は、吸入酸素濃度の増量を考慮します。

表1　アセスメントのポイント

呼吸	換気量（一回換気量・呼吸数） 酸素飽和度 患者の息切れ NPPVのトリガーの有無	身体活動は酸素消費量や換気量を増大させるため、酸素飽和度の低下や息切れを評価する。呼吸数増大によるNPPVのトリガー不足にも注意する。マスクや回路は身体活動時に引っ張られ外れる可能性があることを念頭に置く。
循環	意識レベル 血圧低下 心拍数増大 降圧症状	特に安静臥床が長期に強いられた場合に、めまいなどの降圧症状に注意して行う。血圧低下や降圧症状の出現があれば、いったん臥位に戻して回復を観察する。
その他	吐気	身体活動に伴い嘔気が誘発される場合もあり、マスクを外すなど対応ができるように心構えをしておく。

ゴムボールやゴムチューブを使用した下肢の筋力トレーニングを試みます。

■実施時の注意点

離床を行う際は「その患者は、人工呼吸器が必要な病態である」ことを念頭に置く必要があります。

特に、呼吸状態・循環動態をアセスメントしながら実施します。過剰な運動負荷は呼吸困難感の増大や呼吸筋疲労を招き、患者のモチベーションの低下や全身状態の悪化を招くため、患者の息切れの程度や呼吸数などに注意して進めましょう（**表1**）。

急性期は病態が変化しやすいため、頻繁な評価と内容の更新が必要です。

NPPV装着下での運動療法

■目的

慢性呼吸器疾患患者の運動療法は、運動耐容能の改善に有効です。運動療法は、適切な強度を保つことが重要ですが、重症例では通常の運動療法が困難な場合が多いです。

運動療法時にNPPVを併用することは、運動時の換気制限により強い呼吸困難感や低酸素血症などが出現し、運動が持続できない場合や負荷量を上げることができない場合に考慮されます[7]。

■運動療法の実際

運動療法中の換気補助目的にNPPVを装着して呼吸仕事量の軽減を図る方法と、実際の運動中ではなく夜間にNPPVを使用して呼吸筋の疲労を改善し、昼間の運動能力を高める方法があります[8]。

■実施時の注意点

重症例におけるルーチンの使用は現時点では推奨されない[9]ため、自覚症状が改善するかを評価して行います。

（平澤純／渡邉文子）

運動療法の実際

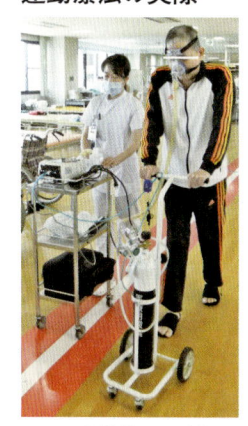

NPPVを装着下で適切な強度を保ち歩行や自転車エルゴメータでの運動療法を行います。

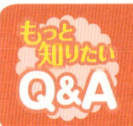

もっと知りたいQ&A NPPV装着中に"よくやるケア"の注意点

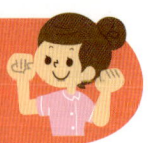

Q13 排痰援助のポイントは？

A 体位管理が重要です。臥床時は30度以上のギャッジアップ、安静度の制限がなければ排痰しやすい体位を選択します。

NPPVは患者の上気道を用いて呼吸をさせるため、気道確保されていないと有効な換気を維持できません。また、口や鼻から送られた空気によって、痰や唾液などを気管内に押し込む恐れがあります。

患者に排痰の必要性を説明し、臥床時はベッドを30度以上ギャッジアップすると、肺の膨らみがよくなり、中枢気道への痰の動きを促進できます。安静度に制限がなければ、NPPVを装着したまま座位や立位など患者が排痰しやすい体位をとることもできます。

排痰時はこまめにNPPVマスクの着脱介助を行います。

30度ギャッジアップ

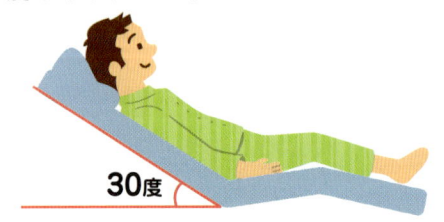

30度

（小島佳子）

Q14 吸入は、どうするの？

A NPPVに吸入器を接続します。

気管支喘息の重積発作時やCOPDの急性増悪時などでは、気道分泌物の増加により気道狭窄をきたしやすいです。NPPVを装着しても十分な換気量を確保できない場合には、気管支拡張薬の吸入を行います。

呼吸状態が不安定でNPPVを外すと呼吸困難が増強したり、換気が不十分となる場合はNPPV下で吸入します。

NPPVで気道内に陽圧をかけて気道抵抗を減らし、空気の流れに乗せて薬剤の微粒子を気道の奥へ送り込むことができます。

NPPV下での吸入器の接続方法（例）

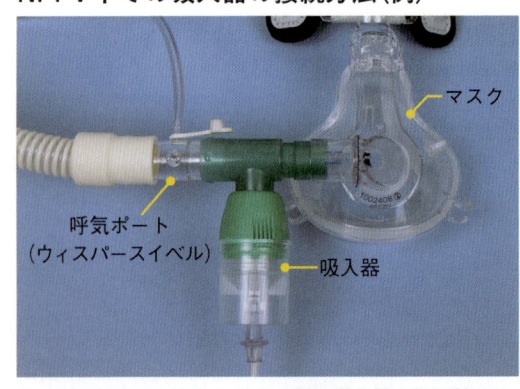

マスク
呼気ポート（ウィスパースイベル）
吸入器

ウィスパースイベルとマスクの間に吸入器を取り付ける。吸入中は接続部が増えるので、体動で外れないよう注意。

（小島佳子）

Q15 口腔ケアのポイントは？

A 十分な保湿が最も大切です。
乾燥が強い場合は、保湿剤塗布後30分程度おいてから口腔ケアを行うとよいでしょう。

　適切な口腔ケアは、口腔内細菌による誤嚥性肺炎を予防し、口腔内乾燥による患者の不快感を軽減します。

　NPPV装着患者の訴えに、口渇感があります。口腔内だけでなく気道の保湿が不十分な場合、痰は非常に硬くなり喀出を困難にします。

　口渇の訴えがある場合や、痰が硬い場合はこまめに飲水を介助し、加温加湿器の出力を上げて対応しましょう。

　しかし、加湿器の出力を上げたことでマスクや回路内の結露がひどくなる場合は加湿しすぎているサインです。

（小島佳子）

NPPV装着患者の口腔ケアのポイント

- 口腔内の乾燥が強い場合は、あらかじめ保湿剤を塗布して30分ほどおいてから口腔ケアを行うと、付着した分泌物などを除去しやすくなる。十分に保湿してから除去しないと出血の恐れがあるため、注意する。
- 誤嚥の恐れがあるため、NPPVは外し酸素吸入に切り替えるが、呼吸状態・バイタルサイン・自覚症状の観察を行う。
- 口腔内の汚染が著明でも、ケアを行う際に呼吸困難感が増強したり、医師の指示したSpO₂値を維持できない場合は無理に一度に行わず、数回に分けて汚染を除去する。

Column　NPPVを離脱するときのチェックポイントは？

　NPPVを離脱する際は、徐々に補助（陽圧換気）を減らしていきます。また、休憩時間（NPPVを外す時間）を長くするなど、間欠的に使用して評価します。

　呼吸運動は、通常夜間のほうが抑制されやすいため、多くの場合、離脱は日中に開始し問題がないことを確認してから、夜間の離脱を検討します。

■呼吸と循環を継続的に評価する

　NPPV離脱中は、呼吸回数、努力呼吸の有無、呼吸困難、喘鳴、呼吸音、酸素化、心拍数、意識レベルなどをモニタリングすることが重要です。

　呼吸と循環は相関していますので、低酸素になると頻脈や不整脈を呈することがあります。特に、心機能が悪い患者の場合は、呼吸だけでなく循環動態にも注意しましょう。

■高二酸化炭素血症にも要注意！

　低酸素血症はSpO₂で評価することができますが、高二酸化炭素血症は血液ガス分析をしなければ発見されないことも多いため、意識レベルの低下など高二酸化炭素血症を示す兆候に注意が必要です。

　特に、慢性呼吸不全患者のNPPVが外れた場合、外してから24時間はベッドサイドに機器をスタンバイさせて経過を見ることが多いです。これは、急変に対応するためでもありますし、夜間や早朝など高二酸化炭素血症による意識レベルの低下が出現した場合に、すみやかに再導入ができるようにするためでもあります。

（濱本実也）

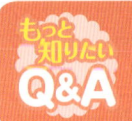

もっと知りたいQ&A NPPVトラブルシューティング

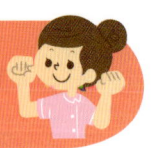

Q16 機器が急に作動停止！ どうしたらいい？

A すぐに再稼働する機器もありますが、再稼働しない場合には、バッグバルブマスク換気などで呼吸を維持してください。バッテリーで作動中の場合には、非常用電源に接続して、即座に稼働させます。

バッテリーが搭載されていない機種もありますから、まず、電源の供給状況を確認してください。

テーブルタップなどタコ足配線で使用されている場合、他に接続されている機械の影響も考えられます。NPPVは「**生命維持管理装置**」なので、壁から直接電源を確保し、停電時のことも考え、非常用コンセントに差します。

バッテリーが搭載されている機械を使用している場合、機器の作動停止の原因として、以下の2つが考えられます。

①電源に接続していない状態で稼働し、バッテリー供給時間を超えてしまった場合
②バッテリー異常の場合

上記のどちらが原因であっても、即座に電源に接続し、稼働開始させます。

電源がすぐに供給できない状況下にある場合は、患者からマスクを外し、バッグバルブマスクなど安全に呼吸できる状態を確保します。

万が一に備えて、機器に用手蘇生具などが入った非常用バッグを設置しておくと便利です。

（伊藤さやか）

非常用電源

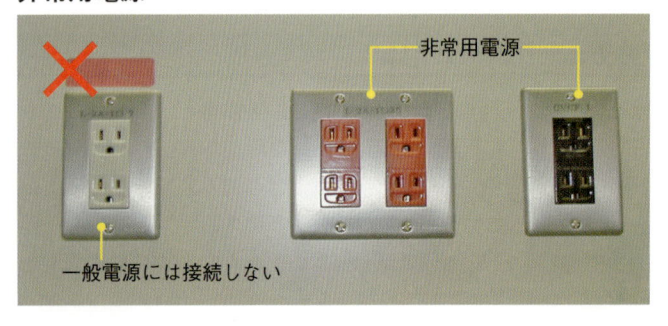

非常用バッグ

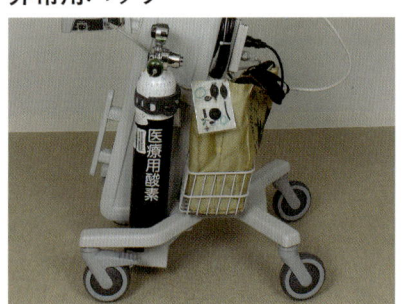

機種によるバッテリーの搭載状況

機種名	内蔵バッテリー		会社名
BiPAPVision	×	内蔵バッテリーなし	フィリップス・レスピロニクス合同会社
V60	○	6時間	
Carina	○	1時間	ドレーゲル・メディカルジャパン株式会社

Q17 分時換気量下限アラームもしくは低分時換気量下限アラームが止まらない！ どうしたらいい？

A まずは、患者の要因(マスクトラブル、呼吸状態の変化)の有無を確認します。
患者側に問題がなければ、機器のトラブル(回路の破損など)によるリークです。リーク箇所を探して対応します。

分時換気量下限アラームもしくは低分時換気量下限アラーム(Low Min Volume)が鳴り続ける原因は、患者側のトラブルと、機械側のトラブルに分けられます。

■患者側のトラブル

患者側のトラブルとして考えられる原因は、①マスクフィッティング異常、②マスクの故障、③呼吸状態の変化(気道の閉塞・自発呼吸の低下)の3つです。
患者側に問題がない場合は、機械側のトラブルを疑います。

■機械側のトラブル

機械側のトラブルとして考えられるのは、回路からのリークです。機器からの送気側(機械出口)より回路に手や耳を近づけながら、漏れがないか確認します。

回路の破れている個所が見つかった場合、回路交換が必要です。回路交換がすぐできる環境にあれば交換します。

すぐに回路交換ができない場合、補強できる大きさであればビニールテープなどで一時補強します。補強できないほどの破れであれば、用手換気などで安全に呼吸ができる状態を確保します。

なお、回路が破れていない場合でも、接続部のゆるみ、ウォータートラップの破損などでリークが起こる可能性があります。

(伊藤さやか)

Q18 今まで見たことがないアラームが！ どうしたらいい？

A システムエラーの可能性があります。患者からマスクを外し、安全状態を確保してから電源を落とします。

今までに見たことのないアラームが表示されている場合は、システムエラーの可能性があります。緊急停止する恐れがあるので、まずは患者からマスクを外してください。

患者の安全状態を確保し、可能であればエラーの内容をひかえてから機器の電源を切ります。

システムエラーが発生した機械は、臨床工学技士または機械メーカーに連絡し、原因追求を行ってください。

(伊藤さやか)

機種によるアラーム表示の違い

	表示	アラーム内容	原因
BiPAP Vision	スパナマーク	作動停止	電源供給不良
			作動不良
	アイコンマーク	作動チェック	システムエラー
V60	呼吸器異常：以降が変化	内容により：以降が変化	機械トラブル
	作動停止：以降に表示	コードが：以降に表示	システムエラー

Q&A NPPVトラブルシューティング

Q19 FiO₂100％に設定してもSpO₂が上がらない！ どうしたらいい？

A まず、アラームの発生状況（酸素供給圧低下アラームが鳴っているか）を確認します。発生している場合は、配管をつなぎ直し、アラームをリセットしてください。
酸素ボンベで稼働している場合は、ボンベ残量低下を疑います。

　酸素配管がつながっていない状態で稼働させると、酸素供給圧低下アラームが発生します。酸素配管がしっかりとつながっているか確認してください。

　酸素ボンベを使用して稼働している場合は、ボンベ残量が減少している場合があります。

　NPPV専用機は、酸素配管がつながっていなくても、機械のブロワーから取り込まれた空気のみで稼働できます。また、一般の人工呼吸器と異なり、酸素濃度を確認する機能もありません。

　作動開始直後は、さまざまなアラームが発生しやすいため、どのようなアラームが発生しているのか、確認を怠らないようにします。

　酸素供給圧低下アラームが鳴っていた場合、

機種による名称の違い（酸素供給圧低下アラーム）

機種名	アラーム名	内容
BiPAP Vision	O₂ Flow	酸素供給が50psi以下になった
V60	O₂供給圧低下	酸素供給圧が30psi以下になった

酸素配管をつなぎなおした後、必ずアラームをリセットし、再度アラームが発生しないことを確認してください。

　アラームが再度発生する場合は酸素設備自体にトラブルが起きている可能性があるため、NPPVの使用を中止し、用手換気などに切り替えます。

（伊藤さやか）

Q20 いつもより、機器の音が大きく、機体が熱い！ どうしたらいい？

A フィルターの目詰まりが原因と考えられます。すみやかにフィルター交換を行います。

　フィルターの目詰まりにより、機械に空気が取り込まれないと、機械の内部が発熱し、外から触れるとすぐにわかるくらい熱くなり、音もいつもより大きくなります。

　NPPV専用機には、機器への吸気口と、機器からの送気口の計2か所にフィルターが付いています。機器からの送気口のフィルターは目に見える位置についているため交換しやすいのですが、機器への吸気口のフィルター（吸気フィルター）は機械内部にあるため確認しにくく、交換時期を見落としがちです。

　フィルターが完全に詰まってしまうと患者に送気できなくなるため、すみやかにフィルターの交換を行ってください。

（伊藤さやか）

フィルターの位置

BiPAP Visionの場合 — バクテリアフィルター／吸気フィルター

V60の場合 — バクテリアフィルター／吸気フィルター

Carinaの場合 — バクテリアフィルター／吸気フィルター

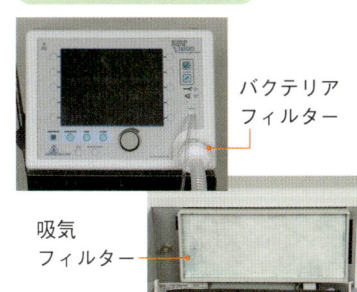

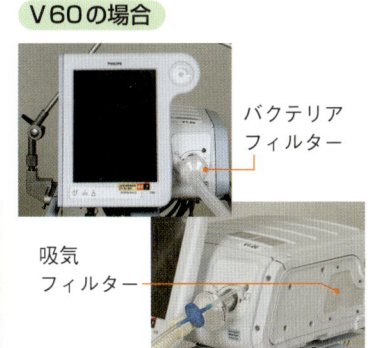

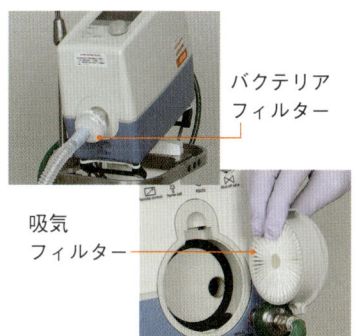

Q21 換気が正常に行えていない！ どうしたらいい？

A マスク（特に安全弁）トラブルの可能性があります。
安全弁が故障していたら、マスク交換が必要です。

NPPVのマスクには安全弁があります。安全弁が故障していると正常に作動しませんから、安全弁が故障していないか確認します。安全弁が故障していたらマスクを交換します。

安全弁は、動作時には空気取り込み口をふさいで、機械のエアフローをマスクに流入させ、逆に動作停止時には空気取り込み口を解放して、機械が作動停止しても患者が窒息しないしくみになっています。つまり、動作時に安全弁が水平な状態だと、機械からのエアフローが流れ込まず、換気が正常に行えないのです。

数多くの種類があるマスクのうちリユーザブルタイプのマスクは、消毒・滅菌することで薬液が安全弁に固着し、トラブルが発生する可能性があります。安全弁に薬液が固着していないか、スムーズに動くかを確認してから患者に装着するとトラブルを軽減できます。

また、ディスポーザブルタイプのマスクを再利用するとマスクトラブルが発生する可能性がありますので、マスクの正しい利用をしてください。

安全弁の構造

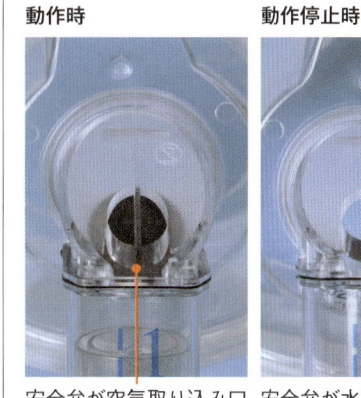

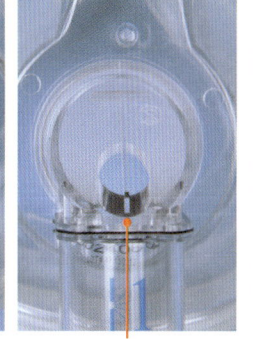

動作時 — 安全弁が空気取り込み口をふさぐ

動作停止時 — 安全弁が水平になり空気取り込み口を開放

（伊藤さやか）

Part 5の文献

1 木村智樹:急性期NPPVを要したCOPD症例の治療とケア.呼吸器ケア 2013;2:104.
2 日本呼吸療法医学会.人工呼吸中の鎮静ガイドライン.人工呼吸 2007;24(2):146-167.
3 道又元裕,濱本実也,長谷川隆一,他:クリティカルケア実践の根拠.照林社,東京,2012:60-61.
4 日本呼吸器学会:NPPV(非侵襲的陽圧換気療法)ガイドライン.南江堂,東京,2006:10-28.
5 日本呼吸療法医学会:人工呼吸中の鎮静ガイドライン.人工呼吸 2007;24(2):146-167.
6 道又元裕:人工呼吸ケア「なぜ・何」大百科.照林社,東京,2005:3.
7 木村智樹,近藤康博:COPDの治療・管理update 安定期の管理 非薬物療法 換気補助療法.日本胸部臨床 2011;70:S113-S120.
8 渡辺文子,小川智也,近藤康博 他:NPPV併用下での運動療法.看護技術 2003;49,42-46.
9 日本呼吸ケア・リハビリテーション学会,日本呼吸器学会,日本リハビリテーション医学会,日本理学療法士協会:呼吸リハビリテーションマニュアル—運動療法—第2版.照林社,東京,2012.
10 濱本実也:NPPVと看護.人工呼吸 2009;26(1):44-47.
11 井上真奈美,神林知子:マスクの種類による対応・マスクフィッティングとリークの評価.呼吸器・循環器・急性期ケア.2011.12-2012.1:16-22.
12 3学会合同呼吸療法認定士認定委員会:新呼吸療法テキスト.アトムス,2012(6):218-220.
13 石原秀樹:はじめてのNPPV.メディカ出版,大阪,2013:42-57.
14 Mehta S, Hill NS. Noninvasive ventilation. *Am J Respir Crit Care Med* 2001;163:540-577.
15 安藤有子:NPPV成功へのカギ④ トラブルへの対処.Nursing Today 2013;25(5):33-37.
16 石原英樹:気管支喘息の急性増悪.呼吸器ケア 2010;8(11):29-37.
17 山田紀昭,半田麻有佳:NPPVトラブルシューティングQ&A 50.呼吸器ケア 2012;10(3):257-269.

Column ネーザルハイフローって、何？

ネーザルハイフロー(nasal high flow:NHF)は、鼻カニューラを使用して高流量の酸素投与を行う酸素療法の1つです。

通常の鼻カニューラでは、酸素流量が少ない(低流量システム)ため、患者の換気量や換気パターンによって吸入酸素濃度が変化します。また、投与できる酸素濃度も40%程度と低いです。一方、ネーザルハイフローは、高流量(最大60L/分)のガスを流すことができるため、鼻カニューラでも設定したFiO₂(21～100%)を供給することができます。

また、ネーザルハイフローには、以下に示す2つの特徴があります。

①高流量により鼻咽頭腔の解剖学的死腔のガスを洗い流すことができ、換気補助につながる。

②鼻咽頭腔をガスが通過することで、吸気・呼気ともに気道に陽圧(=PEEP)が加わる。

つまり、ネーザルハイフローは、換気と酸素化の両方に効果を発揮するというわけです。また、NPPVなどのマスク換気と比べると、「閉塞感がない」「食事や飲水が容易にできる」など、患者側にも大きなメリットがあります。

ネーザルハイフローは、NPPV導入前(あるいは導入を迷う段階)での使用やNPPV離脱後に徐々に補助圧を少なくするなど、これまでの酸素療法とNPPVとの隙間を埋め、段階的かつ患者の状態に応じた柔軟な対応を可能にするといえるでしょう。

(濱本実也)

Part VI

つなげよう在宅NPPV

- ■ 在宅NPPV装置の特徴
- ■ 在宅NPPV患者の特徴
- ■ これだけおさえて！　在宅NPPV導入の援助
- ■ もっと知りたいQ&A　在宅NPPVで困ること・悩むこと

> 自宅でNPPVを管理するのは大変です。けれども、患者や家族には、安心して、そして「自信」をもって自宅へ帰っていただきたい。だからこそ、NPPVの使用方法だけでなく、帰ってから起こるかもしれない、いくつかの問題について入院中から考えておくことが重要です。
> Part VIでは、在宅NPPVの特徴や指導のポイントだけでなく、実際に在宅NPPVを導入している患者や家族からの相談内容と対応についてまとめました。

Part VI　つなげよう在宅NPPV

在宅NPPV装置の特徴

> **理解のポイント**
> - 在宅NPPV装置は、小型で簡便に操作できるのが特徴。
> - 手入れを簡便にするために、回路はシンプルにするのが原則。
> - 在宅NPPV装置に特徴的なモードとして、AVAPS-AE、iVAPSがある。

在宅で使用するインターフェイス

■装置

　在宅NPPV装置は、呼吸筋疲労の軽減、換気量の増加を目的に医師の指示のもと、患者が自宅で装着、操作して治療を行います。そこで、在宅NPPV装置が兼ね備える特徴は、自宅で使用するため装置自体が小型である必要があります。

　そして、毎日使用するため消費電力（電気代）が少ないこと、操作性（電源の入切）などが簡便である必要がある一方で、電源が簡単に切れないような安全対策が講じられていることも必要です。最近の在宅NPPV装置は、家庭での突然の停電に対応できるようにほとんどの機種がバッテリーを搭

在宅NPPV装置
装置自体が小型である

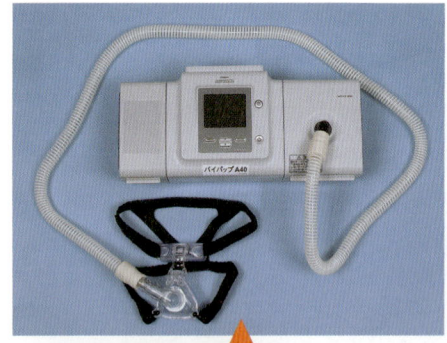

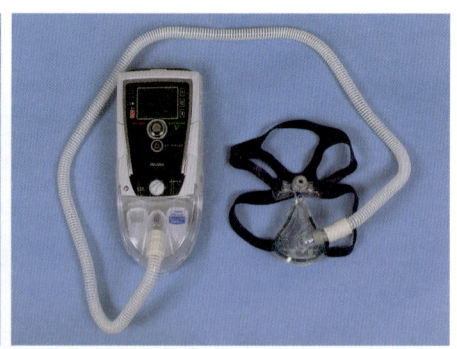

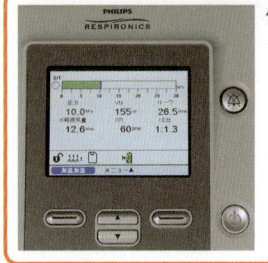

使いやすさを考えた
インターフェイス

在宅NPPV装置は
小型、静音性、簡便
な操作性が特徴です

在宅NPPVで用いるマスク

鼻マスク

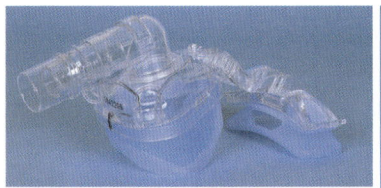

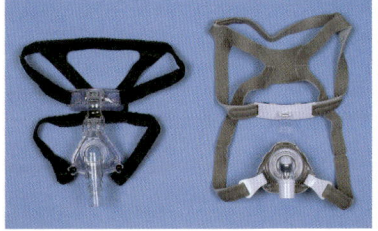

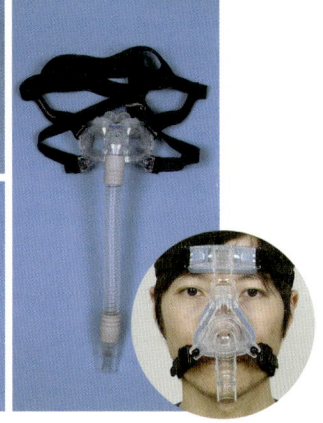

ピローマスク

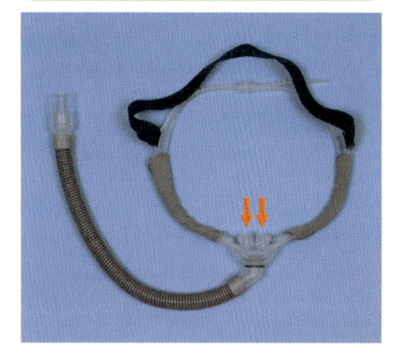

ピローマスクは、⬇⬇部分を鼻腔に挿入するようにして使用するタイプのマスク。在宅で使用するケースもある。

載しています。

また、最新型の装置には気道内圧・吸気流速などのグラフィックモニターも搭載され、設定時に非常に参考になります。

在宅での使用状況を医療スタッフが確認できるように、在宅NPPV装置には、装着時の換気量・リーク量・呼吸回数等のデータを蓄積してSDカードやUSBを介して解析できる機能も搭載されています。

■マスク

使用するマスクの説明は急性期の章(p.34～35)に記載してあるので割愛しますが、在宅NPPVで使用するマスクは、基本的には軽量な鼻マスクを第1選択で使用します。鼻マスクを使用する理由は、以下の2点です。

①痰の喀出に適していること
②嘔吐などした場合、吐物を陽圧換気で誤嚥する可能性が低いこと

しかし、開口によりリークが発生する場合は有効な換気ができないので、チンストラップを装着して開口を予防します。

口鼻マスクは鼻マスクを受け入れられない場合や、開口が防げないときに使用します。ただし、鼻マスクに比べて圧迫感が強く、呑気による腹部膨満感などの不快感を与えることから、特別な場合のみに使用します。

■加温加湿

NPPV療法は室内気を利用することに加え、挿管人工呼吸療法と異なり、鼻マスクや鼻口マスクを装着して上気道を介して換気を行うので、加温加湿の必要性は低いです。

しかし、マスクからのリークなどによりNPPV装置から大量の送気が発生し、鼻腔・口腔の乾燥感を増強します。また、鼻詰まりは口呼吸を誘発して鼻マスクを使用している場合はリーク、鼻口マスクを使用している場

KEY WORD
■ 在宅NPPV装置の換気状態確認画面

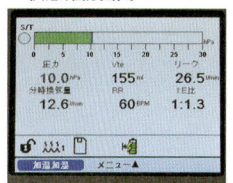

KEY WORD
■ 在宅NPPV装置のグラフィックモニター

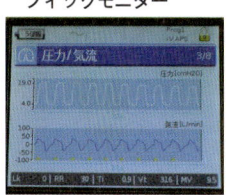

ワンポイントアドバイス
チンストラップを用いた開口予防

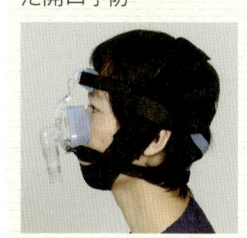

合は口腔内の乾燥感の増強につながります。鼻腔・口腔の乾燥感の増強は、在宅NPPV装置の装着率の低下にもつながる恐れがありますので、不快感を取り除く意味で加温加湿器を使用します。

　加温加湿器の設定も、挿管人工呼吸管理とは異なります。NPPVでは人工気道を使用しないので過剰な加湿は避け、マスクがうっすらくもる程度に調節します。しかし、冬季やエアコンを使用する夏季には、室温が低下して、回路内の送気されるガスとの温度差により結露が発生しやすいのでこまめに調節する必要があります。

■回路

　在宅NPPVの回路は、手入れの時間やトラブルを減らすためにも、シンプルな回路にするのが原則です。

　加温加湿器を使用する場合は、ウォータートラップなどを接続する場合もあります。

　なお、NPPV装置の吸気出口部にフィルターを付けることがあります。この場合、マスクの圧力は設定圧の2cmH$_2$Oほど低くなることに注意が必要です。急性期からの乗せ換え時には設定圧に注意しましょう。

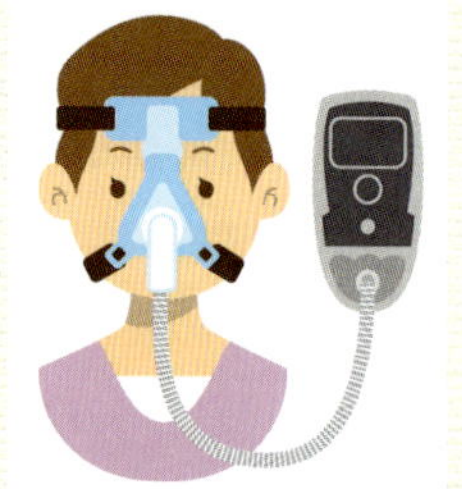

■酸素投与

　在宅NPPV装置は、部屋の空気を装置内部に取り込んで送気していますので、患者に吸気するガスの吸入器酸素濃度を上げることができません。高二酸化炭素血症のみならず低酸素血症も合併している患者の場合には、酸素供給装置(酸素濃縮器、液体酸素)から在宅NPPV装置に添加ポートを接続して送気されるガスに酸素を添加し、患者の吸入気酸素濃度を上昇させます。

　吸入気酸素濃度は、換気量、添加する酸素量によって変化しますので、装着時の酸素飽和度を参考に酸素添加量を規定します。

ワンポイントアドバイス

在宅NPPVの回路はシンプルに

KEY WORD

■酸素添加ポート

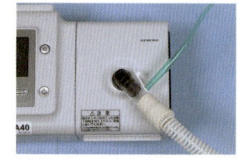

以前はマスクから酸素が添加されていたが、マスク内で酸素が混合されないため、最近ではポートの使用が推奨されている。

在宅NPPVでの酸素投与：酸素飽和度と酸素添加量

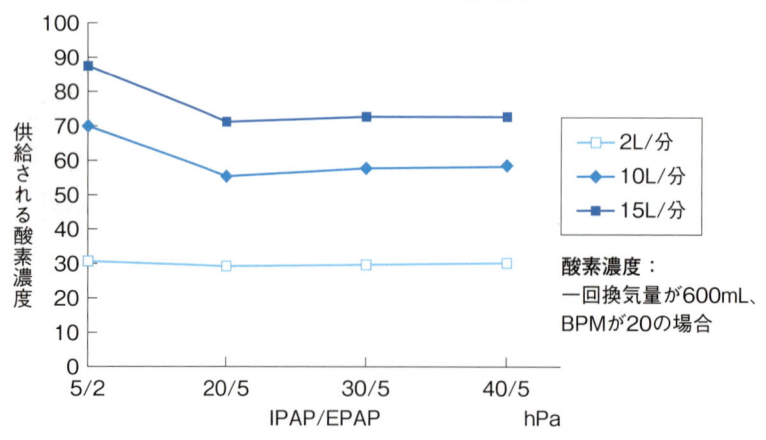

酸素濃度：
一回換気量が600mL、BPMが20の場合

■換気モード

在宅NPPV装置に搭載されている換気モードには、急性期のNPPV装置に搭載されているモード(S/Tモード、AVAPSモード、CPAPモードなど)の他、Sモード、Tモードと在宅NPPV装置特有の換気モードの一回換気量を保証するAVAPSモード(→p.50)やAVAPS-AEモード、肺胞換気量を保証するiVAPSモードなど、特殊な換気モードが搭載されています。急性期の章(→p.44〜50)で一般的な換気モードは解説されているので、ここでは特殊な換気モードについて解説します。

1．AVAPS-AEモード(フィリップスレスピロニクス社A40に搭載)

COPDには、睡眠時無呼吸症候群(OSAS)や低換気に伴う睡眠障害を合併することが知られています。

AVAPS-AEモードは、基本的な動作はAVAPSモードです。AVAPSモードではIPAPが変動しますが、EPAPは固定で設定値から変動することはありませんでした。しかし、閉塞性の睡眠時無呼吸症候群のような疾患を合併している場合には、夜間、気道閉塞により低換気に陥る可能性があり、気道に抵抗や閉塞(いびきなど)を感知したときに自動的にEPAPを上昇させて気道の閉塞を防ぐことで、気道を確保して換気を維持させるモードです。変動するEPAPは、EPAP最低圧とEPAP最高圧を設定して、EPAPの上昇の制限をかけています。

KEY WORD
■OSAS(obstructive sleep apnea syndrome)：閉塞性睡眠時無呼吸症候群

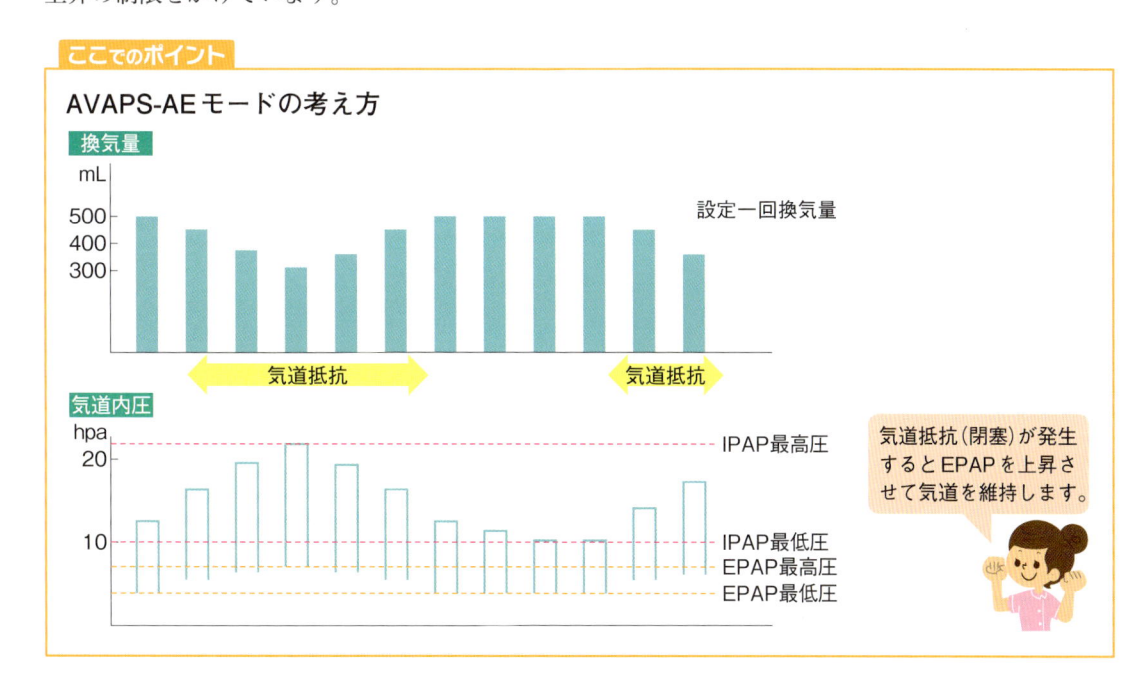

ここでのポイント

AVAPS-AEモードの考え方

気道抵抗(閉塞)が発生するとEPAPを上昇させて気道を維持します。

2．iVAPSモード（ResMed社NIP-Vに搭載）

iVAPSモードは患者の身長を入力することにより装置自体が計算により目標肺胞換気量を算出します。そして、minPS（最低IPAP）、maxPS（最高IPAP）を設定し、設定した目標肺胞換気量を維持するためにIPAPを上昇させたり下降させたりしてサポート圧を変化させるモードです。

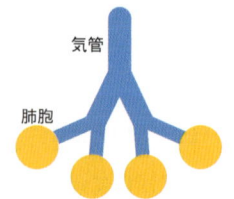

ワンポイントアドバイス
● iVAPSのように、サポート圧が自動で変動するモードを選択した場合、夜間装着時に高い圧になっていることがあるので、呑気（どんき）、腹部膨満感を訴える場合があります。このような場合は、細かな圧調整が必要です。

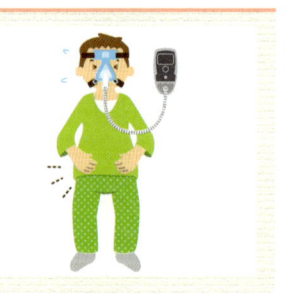

KEY WORD
- **目標肺胞換気量**：1分間に肺胞などでガス交換に関与したガスの量のこと。
- **肺胞換気量**＝換気量－生理学的死腔（約150mL）
- **PS（サポート圧）**＝IPAP－EPAP

生理学的死腔
気管
肺胞

● ガス交換に関与しない空気
● ガス交換に関与する空気

ここでのポイント

iVAPSモードの考え方

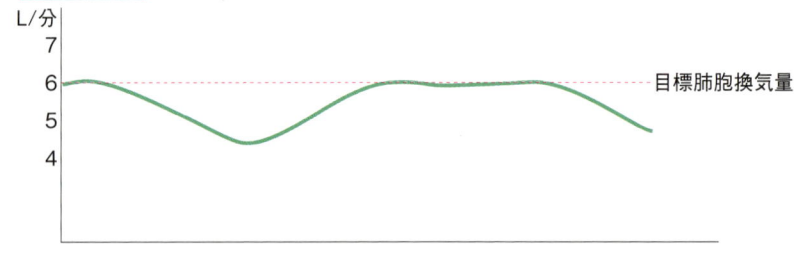

目標肺胞換気
L/分
→ 目標肺胞換気量

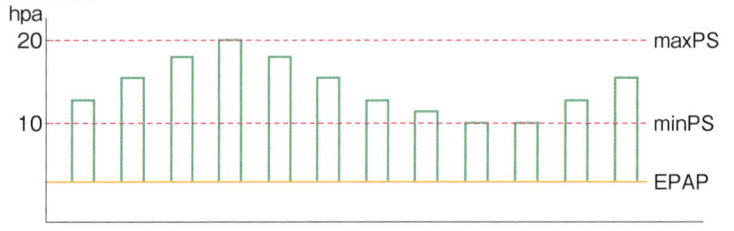

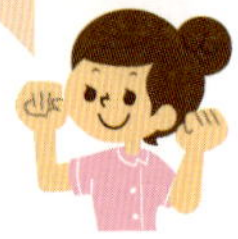

気道内圧
hpa
→ maxPS
→ minPS
→ EPAP

設定した目標肺胞換気量に達しないとPSを上昇（＝サポート圧を上昇）させます。
設定した目標肺胞換気量に達しているとPSを下降（＝サポート圧を下降）させます。

Column　メーカーによる設定項目表現の違い

NPPVは、従圧式で換気されています。従圧式の場合、気道抵抗、コンプライアンスの低下などで換気量が減少してしまいます。院内では医療スタッフが管理していますが、自宅では管理できません。そこで、患者の換気量を維持するために、1回の換気量や1分間の肺胞換気量を確保する目的でサポート圧を変化させます。

メーカーによって設定する項目表現が異なります。そこが、人工呼吸器に取っ付きにくくなる原因です。この章で出てくる言葉では、以下のように置き換えて考えれば問題ありません。

IPAP最低圧＝minPS（吸気時にサポートする最低圧力）
IPAP最高圧＝maxPS（吸気時にサポートする最高圧力）

（春田良雄）

データ管理

NPPV装置には、使用状況(装着時間、リーク量、換気量、分時換気量、自発呼吸率、装置によっては酸素飽和度等)を装置に記憶する機能が装備されています。

記憶されたデータは、USBやSDカードを使用して、パソコンの解析ソフトにて解析することができます。解析したデータは、在宅に向けての設定の調整や、在宅移行後の外来診療時、自宅での使用状況、換気状況の評価に使用します。

■在宅に向けての利用

在宅NPPV療法を導入する場合、的確な設定が必要です。そこで、入院中に装着後の血液ガスデータや経時的な酸素飽和度と装置内のデータを解析して総合的に在宅で使用するための設定を行います。

■在宅移行後の利用

在宅にてNPPVを装着している場合、毎月1回の外来受診が必要です。外来受診時には、患者に装着中のデータが入っているSDカードやUSBを持ってきてもらい、データ解析することで、自宅でのNPPV装置の装着状況、装置の稼働状況を把握し、評価した結果を主治医へ報告することにより、外来での診察に役立てます。

(春田良雄)

ワンポイントアドバイス

●USBやSDカードの情報を解析し、評価します。

ここでのポイント

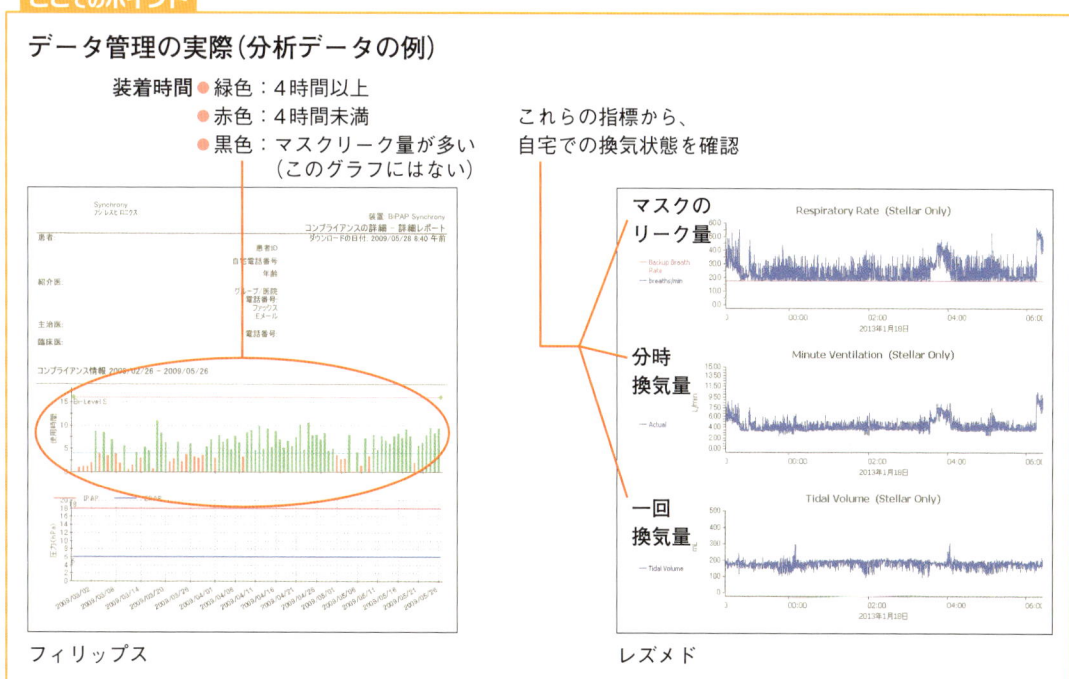

データ管理の実際(分析データの例)

装着時間
- 緑色：4時間以上
- 赤色：4時間未満
- 黒色：マスクリーク量が多い(このグラフにはない)

これらの指標から、自宅での換気状態を確認
- マスクのリーク量
- 分時換気量
- 一回換気量

フィリップス / レズメド

Part VI　つなげよう在宅NPPV

在宅NPPV患者の特徴

> **理解のポイント**
> - 在宅NPPVは、COPD、肺結核後遺症、神経筋疾患の患者に多く導入されている。
> - 神経筋疾患患者では生命予後の延長効果が、COPD患者では急性増悪の減少などの効果が認められている。

　呼吸不全は、厚生労働省の特定疾患呼吸不全調査研究班の基準により、安静時の動脈血酸素分圧（PaO_2）が60mmHg（Torr）未満の低酸素血症をⅠ型呼吸不全、または、安静時の動脈血二酸化炭素分圧（$PaCO_2$）が45mmHg以上の高二酸化炭素血症をⅡ型呼吸不全と定義されています[1]。

　慢性呼吸不全は、これらの状態が1か月以上持続している場合です。在宅NPPV装置は、換気量を増加させる効果がありますので、基本的にはⅡ型呼吸不全を呈している患者に導入します。

在宅NPPV導入患者の疾患の特徴

　在宅NPPV療法導入患者の主な疾患は、慢性閉塞性肺疾患（COPD）26％、肺結核後遺症23％、神経筋疾患18％です（図9）。

　導入時期は、原疾患の急性増悪回復後62％、安定期に入院で導入34％、安定期に外来で導入が4％です[2]。

■在宅NPPVの導入基準

　在宅NPPV療法の導入基準は、COPDや拘束性換気障害など疾患により異なっています[3]。

　導入基準には、患者の呼吸困難感、起床時の頭痛、頭重感、日中の傾眠傾向などの自覚症状や血液ガスデータで二酸化炭素分圧の上昇などがあります。

■在宅NPPV患者の導入時の特徴

　在宅NPPV療法の導入は、多くの場合、原疾患の急性増悪時に院内でNPPVを装着して急性期の病態を脱した後に行われます。患者は、NPPVのマスクの装着に慣れていますので、在宅NPPV装置への移行はほとんど拒否されることなく移行できる場合が多いです。

　しかし、病態が徐々に進行して二酸化炭素が貯留した場合は、呼吸困難

KEY WORD
- **Ⅰ型呼吸不全**：PaO_2が60Torr以下で、$PaCO_2$（動脈血二酸化炭素分圧）が45Torrを超えないもの。酸素化障害が生じる。
- **Ⅱ型呼吸不全**：PaO_2が60Torr以下で、$PaCO_2$が45Torrを超えたもの。酸素化障害に加えて換気障害が生じる。
- **慢性呼吸不全**：
以下①または②が1か月以上持続
① $PaO_2 < 60$ Torr
② $PaCO_2 > 45$ Torr
- **準呼吸不全**：
PaO_2 60〜70 Torr

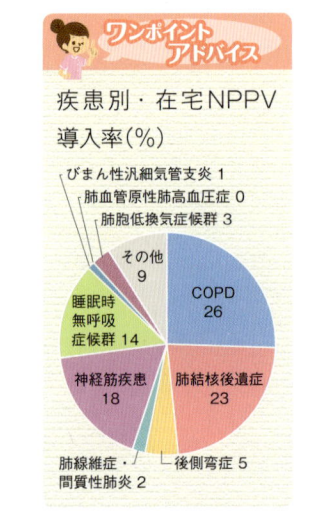

ワンポイントアドバイス

疾患別・在宅NPPV導入率（％）

- びまん性汎細気管支炎 1
- 肺血管原性肺高血圧症 0
- 肺胞低換気症候群 3
- その他 9
- 睡眠時無呼吸症候群 14
- 神経筋疾患 18
- 肺線維症・間質性肺炎 2
- 後側弯症 5
- 肺結核後遺症 23
- COPD 26

感を強く訴えています。そこでマスクを装着してサポート圧で換気を行うと、呼吸困難感・圧迫感が増強して装着拒否やパニックを起こすことがありますので、最初はCPAPモードを使用して、できる限り圧による圧迫感を感じさせないよう、慎重に導入を行っていく必要があります。

また、長く装着できないような場合は、最初は5分程度の短時間から開始して少しずつ装着時間を延ばしていく方法や、装着時間が伸びてきたらほめる（ポジティブな評価を患者に伝える）など、患者自身が治療に対して積極的になるように促します。

導入時は、NPPV装置の慣れない操作や装着による圧閉感などの不快感が発生します。これらの対応には十分な説明と多職種チームによる教育指導が必要となります[4]。

■ 在宅NPPVの効果

在宅NPPVは、自宅で患者自身が装着することが前提です。したがって、適切に装着することにより、$PaCO_2$が改善して、病状の進行が緩徐であれば、長期に維持することが可能です。

長期に装着することで、神経筋疾患においては生命予後の延長効果も認められていますが、装着開始には倫理的配慮が重要であり、導入前には患者、キーパーソンの方との話し合いが重要となります。

また、COPDにおいては、急性増悪や再入院率などの減少が認められます。QOLの改善はありますが、生命予後の改善は認められないとする報告もあります[5]。

（春田良雄）

Column　HST：在宅（ケア）サポートチーム

現在、地域における医療は、急性期から慢性期、在宅までさまざまです。

院内における医療では、RST（呼吸療法サポートチーム）、NST（栄養サポートチーム）、緩和ケアチームなど多職種がかかわったチームが編成され、質の高い医療が提供されています。

しかし、在宅医療においては、基幹病院から退院すると、訪問医・訪問看護ステーションにバトンが渡されますが、基幹病院と訪問医・訪問看護ステーションとの連携を図っている施設はほとんどないのが実情です。

そこで、院内に入院中から院内の多職種と院外の訪問関係者をつなぐことができれば、よりいっそう質の高い在宅医療が完結すると考えられます。これらの、院内と院外スタッフの懸け橋になるのがHST（home medical care support team：在宅（ケア）サポートチーム）です。多くの施設でこのチームが活動することで、もっと質の高い医療が提供できることでしょう。

（春田良雄）

院内	HST	院外
訪問看護師　HST医師 病棟看護師　主治医 理学療法士　臨床工学技士 MSW　薬剤師		かかりつけ医 訪問看護ステーション ヘルパーステーション 調剤薬局

連携して情報共有を行う

Part VI つなげよう在宅NPPV

これだけおさえて！
在宅NPPV導入の援助

> **在宅NPPV導入援助のポイント**
> - 患者の生活背景を把握し、個別性を把握する。
> - 患者が在宅NPPV管理のセルフケア能力を獲得する。
> - 退院に向けて環境調整し、継続看護につなげる。

導入前の説明

主治医から、患者本人・家族へ説明が行われます。説明の際は、看護師も同席し、患者や家族がNPPVの必要性を理解し、NPPVを導入することに納得しているのか確認します。もし納得できていないと判断した場合には、わかりやすい言葉に置き換えて補足説明をしたり、支えたりすることが、看護師の大切な役割です。

また、導入に向けて家族の援助を受けられるか把握します。不安の訴えがある場合は思いを傾聴し、その後の指導をとおして不安の軽減をめざします。

指導のながれ

患者やキーパーソンの理解の状況を把握しながら、無理なくセルフケア能力を獲得できるペースで指導します。

指導内容に漏れが発生しないよう、チェックリストを利用するとよいでしょう。

ワンポイントアドバイス

指導の対象
- 在宅NPPVを導入する患者は、夜間の呼吸状態が不安定です。ゆえに、患者本人に加え、緊急時に対応ができる家族をキーパーソンとして指導を行います。
- 独居の患者や、患者本人で十分管理が可能な場合は、患者のみを指導の対象とする場合もあります。

Step 1（初回）
- 指導のながれを説明
- NPPVを試しに装着
- 主治医による設定調整

Step 2（日中の装着）
- 最初の目標は「日中30分程度の装着」
- 30分から徐々に装着時間を延長していく

Step 3（夜間の装着）
- 日中2時間の装着が可能になったら開始
- 安定して装着できるようになったら自宅での就寝時の装着について説明
- 自己管理についての指導も開始

在宅NPPV導入チェックリストの例

	患者	キーパーソン
在宅NPPV導入の必要性を理解し、同意を得ている。		
MEよりNPPVの取り扱いについて指導を受けている。		
在宅NPPVのVTR視聴をする。		
マスクの着脱ができる。		
①マスクを正しく着脱できる。		
②リーク発生時、フィッティング調節ができる。		
NPPVの操作ができる。		
①NPPVの電源コードを接続し、主電源を入れられる。		
②NPPVのスイッチのON／OFFができる。		
正しい流量で酸素の接続ができる。		
加温加湿器の操作ができる。		
①滅菌蒸留水の購入・準備ができる。		
②加温加湿器に滅菌蒸留水の補充ができる。		
③加温加湿器の電源が入れられる。		
NPPV関連物品の手入れができる。		
①マスク、回路の手入れの頻度、方法がわかる。		
②NPPVのフィルターの汚染を確認できる。		
③加温加湿器の手入れの頻度、方法がわかる。		
1日に6〜8時間のNPPV装着ができる。		
自宅の環境より、設置場所を決定する。		
在宅NPPVの医療費について理解している。		
訪問看護導入の必要性を理解している。		
外来受診時の装着データ持参の方法がわかる。		
緊急時の連絡先がわかる。		
①機械トラブル時のメーカー連絡先がわかる。		
②症状増悪時の連絡先がわかる。		
日々の体調管理を行い、緊急受診時の対応がわかる。		
停電時の対応がわかる。		

> 患者とキーパーソンの両者に対して行います。実施した日を記載しておきましょう。

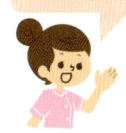

■指導開始時（初日）

　患者とキーパーソンに指導の流れを説明し、キーパーソンには来院できる日程を確認します。

　まず、MEがNPPVを持参し、装着や機材管理の方法を説明します。

　その後、医師・看護師・MEが立ち会い、NPPVを装着してみます。はじめは主治医がマスクを持った状態で患者の顔に当ててNPPVを作動させ、拒否感がある場合はすぐに除去できるようにします。

　患者の呼吸状態を確認しながら、主治医が設定調整を行います。決定した設定値を確認し、設定チェック表に記載します。

　装着時の不快感などないか尋ね、できるだけ苦痛を取り除きます。

■日中・夜間の装着に慣れる

　まずは日中に30分程度装着することを目標とし、これを達成できたら装着時間の延長を試みます。毎回呼吸状態や患者の訴えを確認し、うまく装着できない場合はその原因を明らかにしていきます。

　日中2時間ほどの装着が可能となったら、医師の指示により夜間就寝時の装着を開始します。

　夜間装着中は、主治医が適宜血液ガスを採取して効果が得られているか確認し、設定・酸素流量を調整していきます。患者の自覚症状の変化を毎朝確認するとともに、血液ガスのデータや夜間のモニタリング結果から、実際にどの程度の効果が得られているのか、患者に説明していきます。

　夜間のNPPV装着が安定的に可能となったら、自宅では就寝時に6〜8時間/日をめやすに、できるだけ長い時間装着する必要があることを説明します。

　患者は、長時間の装着により、マスクによる圧迫感など不快感を訴えることがあります。就寝前にNPPVを装着したらずっと外さないのではなく、希望時は外して休憩をはさみながら朝まで過ごすこともできます。

　また、就寝中は覚醒時と呼吸状態が異なるため、日中には起こらなかった問題が発生することもあります。問題がある場合は、医師に報告します。

ココがチェックのポイント！
■ 夜間のNPPV装着時の観察項目
NPPVの設定、実測値、アラーム設定に加えて以下のことを観察
- 腹部膨満感や嘔気、口渇、頭痛、睡眠状況などの自覚症状
- 作動したアラームの有無と内容
- SpO₂値などのバイタルサインの変化
- マスクのフィッティング状況とマスクによる皮膚トラブルの有無

ワンポイントアドバイス　就寝中によく起こる問題

- 鼻マスク：入眠中に開口してしまい、フィッティング不良となる！
- 口鼻マスク：開口によりフィッティング不良となる！

対策
➡ 鼻マスク→口鼻マスクのようにマスクの形態変更をしてみるとよいでしょう。
➡ 口鼻マスクでもエア漏れがおさまらない場合や、患者が口鼻マスクを拒否する場合もあります。その際はチンストラップ（→p.101）を併用するとよいでしょう。

NPPVの自己管理について

　夜間の装着が始まるころに指導を開始します。夜間の着脱時以外にも、日中指導の時間を設けます。日中の指導は、できるだけキーパーソンにも受けてもらえるよう調整します。

　毎回、指導時の患者・家族の反応や、次回の指導で重視してもらう内容をカルテに記載し、看護師間で情報共有を図ります。患者やキーパーソンには習得できた項目を伝え、自信を高められるようにかかわりましょう。

■マスクの着脱

患者自身でマスクを装着するので、装着方法に工夫が必要です。患者の前に鏡を置いて、位置を確認しながら行ってもらいます。

当院では患者に以下に示す2とおりの方法を提案しています。

ストラップを固定した状態で、かぶるようにマスクを装着する方法

1 すべてのストラップをゆるめた状態で固定し、かぶる。

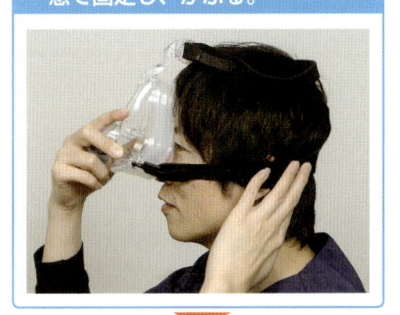

2 前髪を挟み込まないようにかぶる。

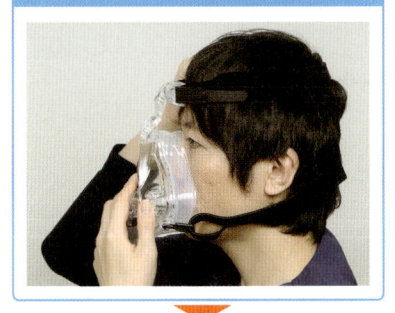

3 額部、顎部のストラップを左右ともに調節する。

額部のみストラップを固定して装着する方法

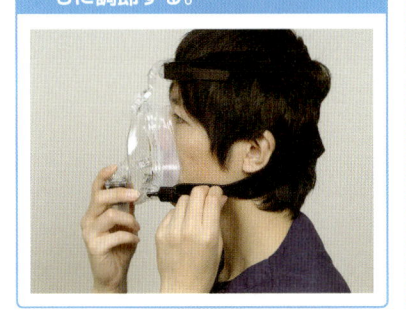

1 前髪を挟み込まないようにマスクをかぶる。

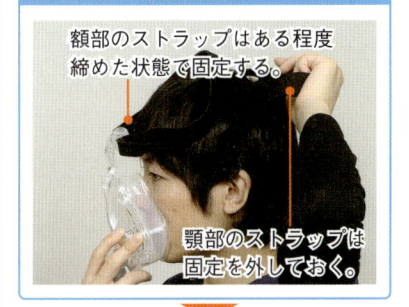

額部のストラップはある程度締めた状態で固定する。

顎部のストラップは固定を外しておく。

2 顎部のストラップを固定する。

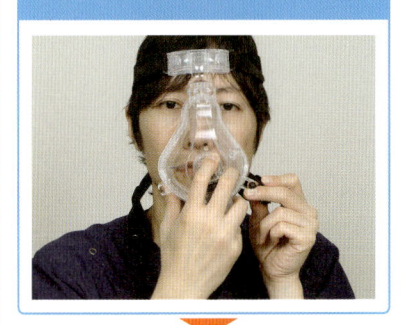

3 左右の顎部のストラップが固定できたら、締め具合を調節する。

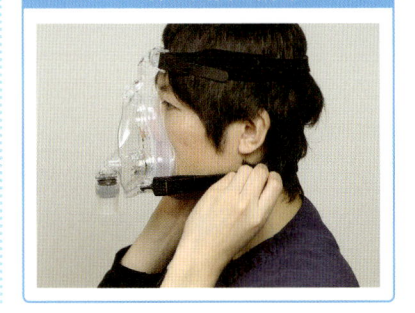

ワンポイントアドバイス

● 頬がくぼんでいる患者は、その部分にたたんだガーゼを当てます。

● 入院中にはクッション性のあるドレッシング材を使いますが、在宅でも応用できる素材で入院中に必ず試しておきます。

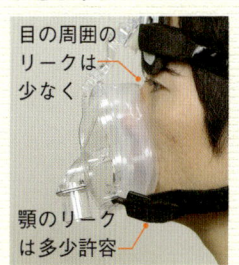

目の周囲のリークは少なく

顎のリークは多少許容

Ⅵ つなげよう在宅NPPV

在宅NPPV導入の援助　111

■NPPVの操作

電源コードを接続し、主電源を入れます。

開始・終了の操作を説明します。

NPPV本体には、主電源、開始・終了以外にもボタンがあることが多いので、誤って操作しないために、必要なボタンの横に印を付けるなど工夫してもよいでしょう。

ロック機能のあるNPPVは、退院前にロックをかけて、誤ったボタン操作による設定の変更を防ぎます。

■酸素の接続

NPPV装着下で酸素を用いる患者には、酸素のつけ替えについて説明します。

日中は、在宅酸素の供給装置から経鼻カニュレなどに接続し使用していた酸素をNPPVに接続します。

チューブの見た目が似ているため、つなぎ替えで混乱してしまうことがあります。酸素が流れているチューブにはビニールテープを貼付して、つなぎ替えのときに確認する習慣をつけると、誤った接続を予防できます。

> **ワンポイントアドバイス**
> ●誤って接続してしまうと、「必要な酸素が流れていない！」などのトラブルが起こるため、十分な注意が必要です。

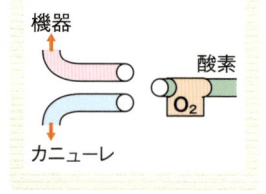

■加温加湿器の操作

加温加湿器は、NPPV本体と一体型のものとそうでないものがあります。それぞれスイッチの位置を説明します。

出力の調節はできるだけ入院中に行うのが望ましいですが、方法を理解できる患者には、調節方法を説明します。

回路内の結露がひどくならない程度の強さに調節します。また、NPPVを外す際に、電源を切り忘れないよう注意してもらうことも大切です。

■NPPV関連物品の管理

1．マスク

マスクは毎日使用しますので、マスクと皮膚との接触部に皮脂などの汚れが付着して不潔になりやすくなります。

そこで、ウェットティッシュ（アルコールを含まない）を使用して、毎日マスクと皮膚の接触部を清拭すると、マスクをきれいに使用することができます。

また、1週間に1度程度、中性洗剤にて浸漬洗浄・乾燥を行うことにより、マスクを清潔に保つことができます。

2．回路

在宅NPPVで使用している回路は、1週間に1度は中性洗剤に浸漬して汚れを取ります。

物品管理の実際

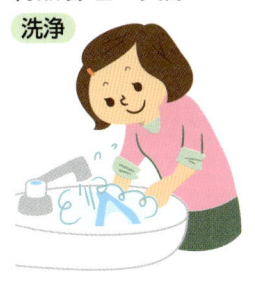

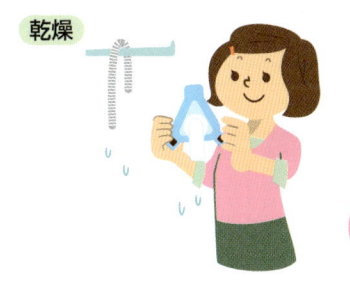

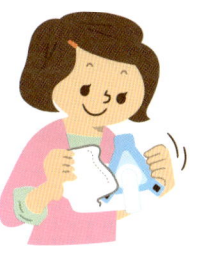

洗浄　　乾燥

　その後、水道水でよくすすぎ、回路を曲がらないようにまっすぐに伸ばして吊るし、陰干しで乾燥させます。

3. NPPV装置

　NPPV装置は、部屋の空気を吸い込み、回路に送気します。

　装置には、吸気する空気に含まれる埃を除去するためのフィルターが装着されています。部屋の状況にもよりますが、1週間に1回はフィルターを確認して、汚れているようなら取り外し、水洗・乾燥させて再度装着してください。フィルターは、3〜6か月ごとにメーカーによって交換されますが、6か月以内であっても、フィルターの清掃を行っても汚れが取れなくなった場合には、フィルターの交換を行ってください。

　フィルター清掃を怠ると、フィルターが目詰まりしてしまい、NPPV装置の故障の原因になります。

4. 加温加湿器

　加温加湿器を使用する際は、滅菌精製水を用います。そのため、入手経路(薬局で購入できること)を説明します。

　また、加温加湿器は、毎日、浄水・乾燥を行うのが望ましいとされています。

在宅生活に向けた調整
■退院後に利用できる社会資源

　当院では、在宅NPPV導入患者には、訪問看護導入を推奨しています。退院後も安全にNPPVを管理できるよう継続看護を行っていくためです。それだけでなく、退院後の体調管理や在宅でNPPVを使用するうえで生じた問題への介入も可能となります。

　訪問看護導入の際には、患者と家族の同意を得ることが条件です。同意が得られたら、主治医・担当看護師と訪問看護スタッフで情報共有を行います。その手段として、看護サマリーの作成や、患者が入院している間に、

> **ワンポイントアドバイス**
>
> **病棟看護師と訪問看護師が共有する情報内容**
> ● キーパーソンと家庭環境
> ● 在宅NPPVに対する本人・家族の受け入れ状況
> ● 入院中の在宅NPPV装着状況
> ● これまでの病状経過
> ● 在宅NPPVの管理方法の知識や技術の習得具合
> ● 退院後に介入してもらいたいこと

病棟にて情報共有のカンファレンスを開催します。

　カンファレンスの際は、主治医、担当看護師、訪問看護スタッフだけでなく、患者やキーパーソンにも参加してもらい、意見交換を行うとともに、顔合わせも行います。

■緊急時の連絡先

　NPPVの故障時には、患者から直接業者に連絡する必要があります。そのため、NPPV本体付近には、常に連絡先を記載したものを置いておくよう指導します。

　また、体調悪化時は受診を考慮しますが、その際の連絡先を決めておきます。その場に至ってあわてないように行動をイメージできるようにします。特に、体調悪化時はキーパーソンの介入が欠かせないため、必ずキーパーソンが対応を理解できているか確認します。

　停電時や災害時は、内部バッテリーを確認し正しく使用できているのかを確認し、かかりつけの医療施設へ連絡することも伝えます。

■退院時

　初回退院時には、業者が自宅へ同行し、在宅NPPVの設置場所を確認します。

　NPPVは、水気や湿気がある場所や、高く不安定な場所、布団やカーテンなどで空気の出入り口が閉鎖される可能性のある場所には設置できません。そのため、退院日・退院時間が決定したら業者へ連絡しましょう。

　在宅NPPVで得られたデータは、本体内に蓄積されています。定期受診の際はこれらを確認するため、データが内蔵された媒体（カードやUSBなど）を病院に持参してもらうよう説明します。

（小島佳子／吉野香代子）

ココがチェックのポイント！
■受診を考慮する症状
●発熱
●呼吸困難感が増強しNPPVを使用しても改善しない
●頭痛や頭重感の自覚
●咳や痰が多くなり、痰が黄色になった
●尿量の減少、顔面・手足のむくみの出現
●日中でもぼーっとしており、反応が緩慢

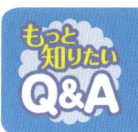

もっと知りたいQ&A 在宅NPPVで困ること・悩むこと

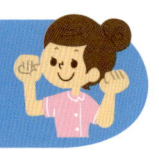

在宅呼吸ケアは、患者が在宅で発生するさまざまな問題に対応しなくてはなりません。
機器のコンプライアンスを高めるためには継続的な看護が重要であり、その役割を担うのが訪問看護師をはじめとする医療チームです。ここでは、訪問看護の現場で生じうる「困った！」ことについて述べます。

Q22 マスクの交換時期は、どれくらい？ 〔物品のギモン〕

A 破損、マスククッションが伸びたときに交換します。
定期的に機器業者から新しいマスクが支給されるタイミングで交換してもかまいません。

マスク交換は、破損があるとき、また、マスククッションが伸びたことでマスクリークが許容範囲を超えるときに交換します。
マスククッションが伸びる時期は、それぞれの患者の装着状況によっても異なるため、毎日マスクの状況を確認していくことが重要となります。

新品のマスクは、機器業者から定期的に支給されます。破損が見られなくても、定期的に支給されるタイミングで予防的に交換をしてもよいでしょう。ただし、新品のマスクがどの程度の頻度で支給されるかは、各業者に確認が必要です。

（武田知子／秋江和香／久保田有美／小野薫）

Q23 マスク・回路の予備は必要？ 〔物品のギモン〕

A 機器業者によって異なりますが、できれば準備しておくほうがよいでしょう。

予備を支給するかどうかは、機器業者によって異なります。できれば、急な破損に備えて準備しておくことが望ましいでしょう。

また、どれくらいの頻度でマスクや回路が支給されるかも、機器業者によって異なります。

（武田知子／秋江和香／久保田有美／小野薫）

Q24 マスククッションが少しだけ切れた…。まだ使って大丈夫？ 〔物品のギモン〕

A 少しの破損でも、すみやかに交換してください。

マスククッションの破損は、マスクリークの増加につながり、有効な換気ができない危険性が高くなります。

マスクが破損した場合は、すみやかに交換する必要があります。

（武田知子／秋江和香／久保田有美／小野薫）

Q25 マスク・回路は、どうやって洗えばいい？

A 水道水で薄めた中性洗剤で洗浄します。
洗浄後はしっかりすすぎ、日陰干ししてください。

バケツや洗面器などに、中性洗剤をぬるま湯（水道水）で薄めたものを入れて洗浄します。

マスクは分解して洗浄してください。皮膚に直接触れるシリコン部分は、皮脂成分で汚染が強くみられるため、しっかりと汚れが落ちたか確認が必要です。ヘッドギアも手洗いします。

洗浄後は、石けん成分をしっかり洗い流し、日陰干しをします。

（武田知子／秋江和香／久保田有美／小野薫）

Q26 日陰干しでは、回路の中が乾きません。天日干ししてもいい？

A 天日干しは避けてください。回路が劣化する可能性があります。

冬場には、洗浄後の回路の内腔が乾きにくいことがあります。しかし、天日干しをすると回路が劣化するので、必ず日陰干しをしてください。

なお、回路を垂直に干すと、回路内の水切れがよくなります。干し方を工夫しましょう。

（武田知子／秋江和香／久保田有美／小野薫）

回路の干し方の工夫（例）

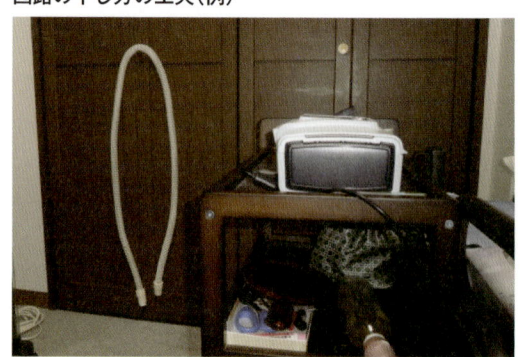

Q27「マスクを組み立てられないから洗わない」と言われました…

A 分解できる範囲で、外せるところまで外して洗浄するよう、指導してください。
家族や訪問看護師が管理することを検討してもよいでしょう。

マスクは皮脂成分で汚れやすい物品です。複雑な形をしていますが、可能な限り、分解して洗浄するのが理想です。どうしても不可能なら、分解できる範囲で、外せるところまで外して洗浄します。

家族に協力を依頼したり、訪問看護で組み立てを行っていくことも考慮します。

（武田知子／秋江和香／久保田有美／小野薫）

Q28 「回路をうまく外せない」と患者が言うのですが…？

A ゴムの部分（蛇管の端）をしっかり持ち、少しずつずらしていくと、うまく外せます。

回路の蛇管部分は、外力が加わると破損する危険が高いので、気をつけなければなりません。

蛇管の端にあるゴムの部分をしっかり持ち、少しずつずらすようにすると外れやすくなります。外れにくくなるのを恐れ、しっかり回路をはめ込まないと、回路外れの原因となり危険です。

なお、患者の身体的理由で回路が外せない場合は、家族や訪問看護などで管理します。

（武田知子／秋江和香／久保田有美／小野薫）

蛇管の外し方のポイント

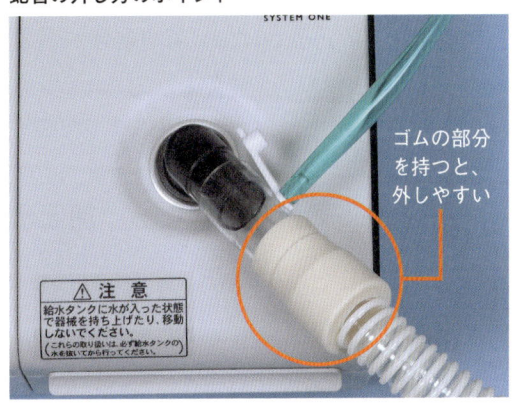

ゴムの部分を持つと、外しやすい

Q29 高齢者の2人暮らし。息苦しさが強く、マスクや回路の洗浄ができない患者がいます…

A 訪問看護での管理を検討します。
ただし、患者ができることは、できるだけ自分で行ってもらうことが大切です。

回路の汚染は感染のリスクを高めるため、1～2週に1回は洗浄する必要があります。しかし、高齢者の2人暮らしで家族の協力が得られない場合や、息苦しさが強く自己管理が難しい患者もいます。

家族の協力が得られなければ、訪問看護を利用して洗浄や機器管理を行うのが望ましいでしょう。

しかし、日々の管理は患者本人がしていくものです。訪問看護師が介入する場合でも、患者本人ができることは、可能な範囲で自己管理できるよう支援していく必要があります。

（武田知子／秋江和香／久保田有美／小野薫）

Q30 フィルターが黒くなったら、洗ってもいい？

A 機種によって対応が異なりますが、洗浄あるいは交換が必要です。

機種によって、フィルターを洗浄して再使用するものと、ディスポーザブルのものがありますから、機器業者への確認が必要です。

フィルターが黒くなっている場合は、洗浄あるいは交換が必要です。早急に対応してください。

（武田知子／秋江和香／久保田有美／小野薫）

Q31 加湿水に、水道水を使ってもいい？ 　　　　　　　　　　　　　　　　　　　　　加湿のギモン

A 感染や沈殿物の原因となるため、滅菌精製水を使ってください。

　水道水は、非結核性マイコバクテリアやレジオネラなどに汚染されている可能性があるため、使用してはいけません。
　また、水道水には、カルシウムなどが必ず含まれており、加湿器で使用すると白い沈殿物（炭酸カルシウムの結晶）が発生する可能性がありますから、滅菌精製水を使用してください。

（武田知子／秋江和香／久保田有美／小野薫）

Q32 一度煮沸した水なら、加湿水として使ってもいい？ 　　　　　　　　　　　　　加湿のギモン

A 煮沸したものであれ、水道水は使わないのが原則です。

　煮沸しても、完全に滅菌されていることを保証できません。
　原則として、滅菌精製水を使用してください。

（武田知子／秋江和香／久保田有美／小野薫）

Q33 加湿器に、変な物が浮いているのですが…？ 　　　　　　　　　　　　　　　　　加湿のギモン

A 適切に加湿器を管理していないために発生したカビや炭酸カルシウムの結晶でしょう。加湿水を毎日交換していない、加湿器を適切に洗浄していない、滅菌精製水以外のものを使っている、などの可能性が考えられます。

　不適切な管理によって、カビや炭酸カルシウムの結晶が発生することがあるため、加湿器の管理状況の確認が必要です。加湿器の滅菌精製水を毎日捨てて交換しているか、加湿器を1～2週間ごとに洗浄しているかを確認します。
　また、加湿器に滅菌精製水以外の水道水などを利用していないかの確認も必要です。適切な加湿器の管理ができるような指導が必要となります。

（武田知子／秋江和香／久保田有美／小野薫）

Q34 いくら指導しても、装着したまま飲食する患者がいます… 　　　　　　　　　日常生活のギモン

A 「なぜ、飲食してしまうか」の確認が大切です。口渇などが原因であることもあります。

　NPPV装着中の飲食は、誤嚥性肺炎を引き起こすリスクが高く、大変危険です。飲食するときは、必ずマスクを外すように説明します。
　また、なぜ飲食してしまうかの確認も重要です。それにより、対応が異なるためです。例えば、誤嚥性肺炎のリスクを知らないのなら指導が必要ですし、NPPV装着に伴う口渇がある場合には口渇を緩和することが必要となります。

（武田知子／秋江和香／久保田有美／小野薫）

Q35 トイレなどで一時的にマスクを外すときも、電源は切るべき？

日常生活のギモン

A　「外すときは電源を切る」のが原則です。正しいデータが得られなくなるためです。どうしても忘れてしまう場合は、主治医に必ず伝えてください。

　マスクを外したままの状況を、NPPV機器がマスクリークと判断してしまうと、正しいデータを残すことができなくなってしまいます。また、生活の場でアラームが鳴ることに対する家族への配慮も必要です。

　しかし、どうしても電源を切り忘れてしまう場合、そのことを考慮したデータの評価が必要です。データを左右する可能性がある自宅での使用状況については、主治医へ伝える必要があります。

（武田知子／秋江和香／久保田有美／小野薫）

Q36 患者の自立度・認知面や介護者の問題はないのに、NPPV継続が困難な患者には、どう対応する？

トラブル対応のギモン

A　「装着できない原因」を明らかにすることが大切です。原因によって、対処方法は異なります。

　「夜間装着に伴う不眠」「医師からの装着指示時間が守れない」「苦しくてマスクが装着できない」など、マスクの装着を継続することが困難な患者には、どう対応したらいいでしょう？

　まず、患者とのコミュニケーションを円滑にし、訴えを十分に聴き、装着できない原因を探り対処していく必要があります。考えられる問題は、①**NPPV同調不良**、②**口腔・鼻腔の乾燥**、③**皮膚のトラブル**、④**マスクリーク**、⑤**腹部膨満**などです。

　NPPV同調不良に関しては、どのように同調しないと感じるのか、「息を吐こうと思っているのに風が入ってくる？」「入ってくる風が強すぎる？」「急に強い風が入ってくる？」「息を吸いたいのに風が入ってこないの？」などのように具体的に質問していきます。どのように同調しないかを主治医へ報告し、設定調整の検討が必要な場合や、経時的なデータをもとに設定が変更されることもあります。

　その他の対処方法については、Q37～44を参照してください。

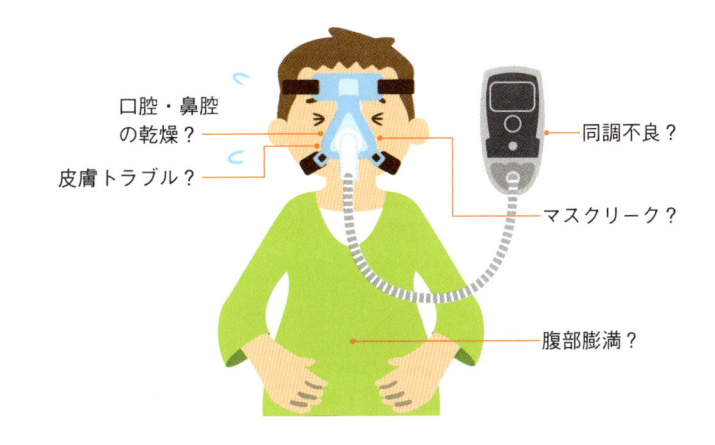

（星野美穂子／大橋嘉代／小野薫）

Q37 「マスクを付けると、のどが痛い」と言う患者には、どう対応する？

A 加湿が最も重要です。加温加湿器や室内加湿器の使用を検討します。有効な加湿が得られているか、また、口を開けていないかの確認も重要です。

のどの痛みの原因を検索します。ここでは、感染以外の原因について述べていきます。

渇き感の症状・訴えがある場合は、加温加湿器の利用を勧めます。すでに利用している場合は、加温の温度を調整します。

マスク内・回路内が結露している場合は、有効に加湿されていないと考えられるため、結露対策を行います（結露対策についてはQ38を参照）。

NPPVは室内の空気を取り込んで送気するため、室内が乾燥している場合は室内の加湿を行います。室内加湿器を利用する場合は、加湿器のメンテナンスを十分に行う必要があります。

鼻マスク装着中に口を開けてしまうことも、乾燥の原因となります。その場合は、チンストラップを使用しますが、それでも改善されない場合は、フェイスマスクへの変更を検討します。

高齢者や、のど・鼻が渇きやすくなる薬剤（抗うつ薬、利尿薬など）を内服している場合は、加温加湿器の利用が望ましいです。

（星野美穂子／大橋嘉代／小野薫）

Q38 「顔に水がかかるのが怖くて、マスクが付けられない」と言う患者には、どう対応する？

A 加温加湿器を適切な温度に調整します。室温の調整や、結露対策も重要です。

顔にかかっている水は結露ですから、加湿加温器を適切な温度に調整することが大切です。

温度を低くすると結露はなくなりますが、口・鼻腔の渇きが生じえます。その場合は、温度を上げて結露対策をしていきます。

結露が発生すると、有効な加湿がされないだけでなく、吸気時に水滴を吸い込んでしまう危険性があります。

対策として考えられるのは、以下の3点です。
① 回路を保温性のあるものでくるむ：機器業者の製品、気泡緩衝材（＝俗称プチプチ）、雨の日に濡れた傘を入れる傘袋など。
② 回路を布団の中に入れる。
③ 室温の調整：冬場はもちろん、夏のエアコンの効かせすぎも原因となるため、一年をとお

結露対策（例）

気泡緩衝材で作成した保温用のカバー

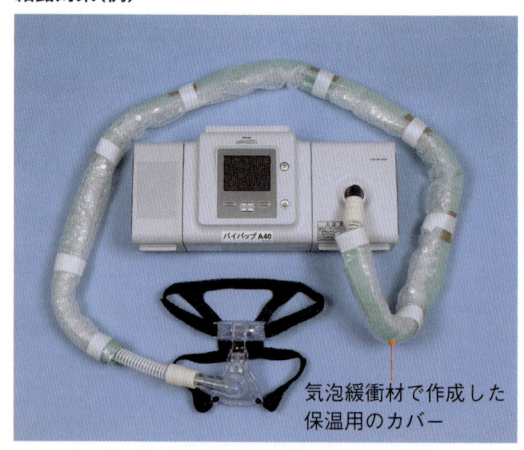

して可能な範囲で室温の調整を行う。

（星野美穂子／大橋嘉代／小野薫）

Q39 「寝ている間にヘッドギアがゆるんでしまう」と言う患者には、どう対応する？

A まずはマジックテープを掃除してみましょう（定期的に掃除することが大切です）。ヘッドギア自体の問題であれば、交換が必要です。

ゆるみが起きる原因として考えられるのは、以下の3点です。
① ヘッドギアのマジックテープにゴミが付着して接着力が弱くなっている。
② マジックテープ部が変形し接着しにくくなっている。
③ ヘッドギアが古くなり、劣化している。

定期的にマジックテープの掃除を行うことが大切です。なお、ヘッドギア自体の問題であれば、ヘッドギアの交換を行います。

（星野美穂子／大橋嘉代／小野薫）

Q40 「ヘッドギアが長い」と訴える患者には、どう対応する？

A サイズ変更を検討します。
それでもだめなら、縫い合わせるなどして長さを調整してください。

機器業者によってサイズ展開が違います。サイズ変更については、機器業者へ相談してください。
それでもサイズが合わない場合は、装着時の妨げにならない場所を縫い合わせ、長さを調整することもあります。

サイズ変更の工夫（例）

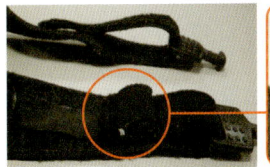

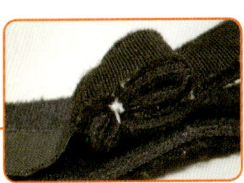

この写真では一方のみ縫い縮めているが、両サイドをバランスよく縫い縮めるとよい。外側を縫い縮めると「コブ」が皮膚に当たるのを防ぐことができる。

（星野美穂子／大橋嘉代／小野薫）

Q41 腹部膨満感がある場合の対応は？

A 呑気が起こらないよう設定圧の調整を行います。排便コントロールも重要です。

腹部膨満感は、呑気によるものと考えられます。
設定圧の調整、腹部マッサージ、排便コントロールを行います。主治医に症状を伝え、内服薬の相談もしてください。

（星野美穂子／大橋嘉代／小野薫）

Q42 「鼻の付け根が痛くて赤くなる」と訴える患者には、どう対応する？

A 皮膚トラブルの防止策をとります。導入前のマスクフィッティングが重要です。

マスク装着による痛み・皮膚トラブルの発生は、マスク装着継続困難の原因ともなるため、早急な対策が必要です。

- **考えられるトラブルの原因**：ヘッドギアの締めすぎ、鼻根部へのマスクの重量の集中(マスクの種類による)、マスクサイズ・種類が不適切、連続的な治療の継続
- **対処方法**：ヘッドギアの調整(ヘッドギアと顔との間には簡単に指が1〜2本入る程度。マスクは送気される圧力でフィットする構造になっているので、強くヘッドギアを締める必要はない)、フレームの角度調整(均等にマスクの重圧がかかるように調整)、皮膚保護材で予防・治療、異なる種類のマスクを交互に使用、ヘッドストラップをつける(マスクの重量を支えるため)。

皮膚トラブル防止の工夫(例)

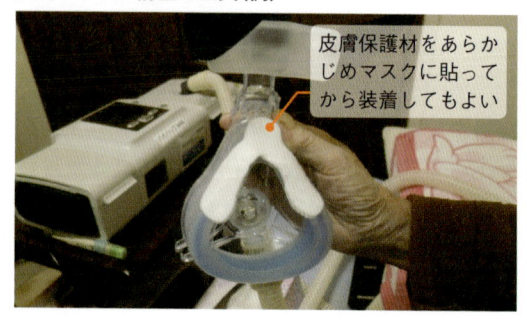

皮膚保護材をあらかじめマスクに貼ってから装着してもよい

しかし、適正なマスクフィッティングと実施が重要であり、トラブル発生の予防が第一です。

(星野美穂子／大橋嘉代／小野薫)

Q43 マスクリークがある場合の対応は？

A マスククッションの劣化であれば交換が必要です。体重減少などの影響で隙間ができている場合には、マスクのサイズや種類の変更を検討します。

マスククッションの劣化によってフィット性が弱まり、マスクリークの原因となることがあります。マスククッションの劣化がある場合は、マスクの交換が必要です。不適切な管理によって劣化が早まっている場合は、適切な管理方法を指導します。長期使用による劣化も考えられるため、定期的に新しいマスクに交換をする必要もあります。ヘッドギアに問題はないかも確認しましょう(→p.121)。

体重減少で顔がやせると隙間ができ、マスクリークの原因となりえます。その場合、マスクのサイズや種類の変更が必要です。

マスクリークが眼に入ると、結膜炎などのトラブルを起こすので、早期の対応が必要です。

(星野美穂子／大橋嘉代／小野薫)

Q44 災害対策について、どんなことを伝えておけばいい？

A 大災害時、どのタイミングで受診するかについて、主治医に相談し、確認しておきます。

　機種によって、バッテリーの有無やバッテリーの駆動時間が異なります。事前に機器業者に確認し、その情報を患者や家族に周知しておく必要があります。

　一時的な停電の場合、バッテリーがない場合はNPPVを外します。バッテリーがある場合は停電後も装着可能ですが、バッテリー時間を考えて使用する必要があります。

　地震など大災害が起こり、停電の復旧見込みのない場合の受診のタイミングについて、事前に主治医に相談し確認しておくことが大切です。

（武田知子／秋江和香／久保田有美／小野薫）

Q45 訪問看護では、主に何をするの？

A 患者の状態を確認し、病状悪化の有無などをアセスメントします。在宅NPPVがトラブルなく実施できているか、常に確認し、援助していくことが求められます。

- **訪問時の援助項目**：病状の観察および悪化の予防・感染予防、急性増悪徴候と受診のタイミングについての指導、生活指導、患者および家族の精神的支援、機器の取り扱い方法の確認・指導、療養上の問題への対処、社会資源の情報提供
- **訪問時の観察項目**：全身状態、高二酸化炭素血症の症状、マスクの装着状況（手技・装着時間）、呼吸困難感、マスクの不快感、口渇・鼻の乾燥感、マスク装着に伴う皮膚トラブル、目の刺激感、腹部膨満感、機器の管理状況（マスク・回路の汚染、洗浄、フィルター交換、回路の組み立て）、家族支援状況

（武田知子／秋江和香／久保田有美／小野薫）

Part VIの文献
1　川上義和：呼吸不全の定義，診断基準．厚生省特定疾患呼吸不全調査研究会編，呼吸不全 診断と治療のためのガイドライン．メディカルレビュー社，大阪，1996：10-13.
2　日本呼吸器学会肺整理専門委員会在宅呼吸ケア白書ワーキンググループ：在宅呼吸ケア白書2010．メディカルレビュー社，大阪，2010.
3　日本呼吸器学会NPPVガイドライン作成委員会 編：NPPV（非侵襲的陽圧換気法）ガイドライン．南江堂，東京，2006.
4　Leger P, Laier-Groeneveld G. Infrastructucture, funding and a follow-up in a programme of noninvasive ventilation. *EurRespir* 2002；20：1573-8.
5　木村謙太郎，川幡誠一，佐藤光晴 他：在宅人工呼吸（換気）療法の必然性と適応・実施基準私案．厚生省特定疾患呼吸不全調査研究班昭和63年度研究報告書．165
6　日本呼吸器学会NPPVガイドライン作成委員会編：NPPV（非侵襲的陽圧換気療法）ガイドライン．南江堂，東京，2006.
7　竹川幸恵：非侵襲的陽圧換気療法を受ける患者への教育．呼吸器ケア 2005；3(11)：71-78.
8　木村智樹，谷口博之：在宅酸素・NPPV療法導入への取り組み．COPD FRONTIER 2005；4(4)：7-10.
9　谷井千鶴子，安孫子昭博，村野祐司 他：NPPV．道又元裕 編，人工呼吸ケア「なぜ・何」大百科，照林社，東京，2005：172-182.
10　田中富士美：人工呼吸器の加湿器はどんな水を使うの？．道又元裕 編，人工呼吸器ケア「なぜ・何」大百科，照林社，東京，2005：220.
11　大谷玲子，笠井秀子，輪湖史子：在宅人工呼吸―鼻マスク（非侵襲的陽圧換気療法）発生しやすい問題．宮崎歌代子，鹿渡登史子編，在宅療養指導とナーシングケア退院から在宅まで在宅人工呼吸（気管切開口／鼻マスク）在宅持続陽圧呼吸療法．医歯薬出版，東京，2004：117-121.
12　大谷玲子，笠井秀子，輪湖史子：在宅持続陽圧呼吸療法発生しやすい問題．宮崎歌代子，鹿渡登史子編，在宅療養指導とナーシングケア退院から在宅まで在宅人工呼吸（気管切開口／鼻マスク）在宅持続陽圧呼吸療法．医歯薬出版，東京，2004：178-185.
13　坪井知正：NPPVと加温加湿器．呼吸器ケア 2009；7(1)：57-65.
14　近藤康博：呼吸管理．谷口博之監修，チームが取り組むCOPDチームケアガイド，メディカ出版，大阪，2006：36-41.
15　近藤康博：訪問看護．谷口博之監修，チームが取り組むCOPDチームケアガイド，メディカ出版，大阪，2006：125-138.
16　坪井知正：NPPV療法導入の実際Q&A．TEIJIN.

資料❶ 肺機能検査

肺気量分画

- 肺の中に含まれる気体の量を「肺気量」といい、スパイロメーターによる呼吸曲線（スパイログラム）として測定することができる。
- 各肺気量は、4つの呼吸レベル（最大吸気位、最大呼気位、安静吸気位、安静呼気位）によって分けられ、重複しない肺気量をvolume（基本的4分画）、組み合わせによる肺気量をcapacityという。

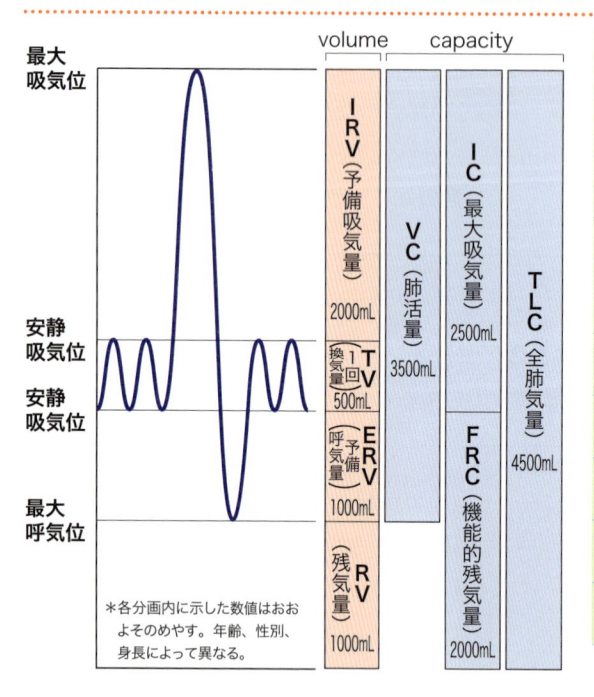

TLC（全肺気量）	4500mL	肺内のすべての空気量。肺活量と残気量を合わせたもの
IC（最大吸気量）	2500mL	安静にした状態から最大吸気した状態までの空気量
FRC（機能的残気量）	2000mL	安静にした状態で、なお肺内に残っている空気の量
VC（肺活量）	3500mL	最大吸気した状態から最大呼出した空気の量 肺活量＝予備吸気量＋1回換気量＋予備換気量
IRV（予備吸気量）	2000mL	安静吸気後さらに吸入できる吸気の量
TV（1回換気量）	500mL	安静呼気時の1回の呼気量または吸気量
ERV（予備呼気量）	1000mL	安静呼気後さらに呼出できる呼気の量
RV（残気量）	1000mL	最大呼気後に肺に残る空気量
DS（死腔量）		血液とガスの交換に関与しない部分

＊各分画内に示した数値はおおよそのめやす。年齢、性別、身長によって異なる。

肺活量と努力呼気曲線

- 肺活量は、通常の呼吸から最大吸気位まで息を吸い込み（＝予備吸気量）、その後、最大呼気位まで息を吐き出し（＝予備呼気量）、そのときの全呼気量を測定したものである。
- 努力呼気曲線は、最大吸気位からできるだけ速く一気に努力呼出して得られる呼吸曲線で、努力肺活量と1秒量などが計測できる。

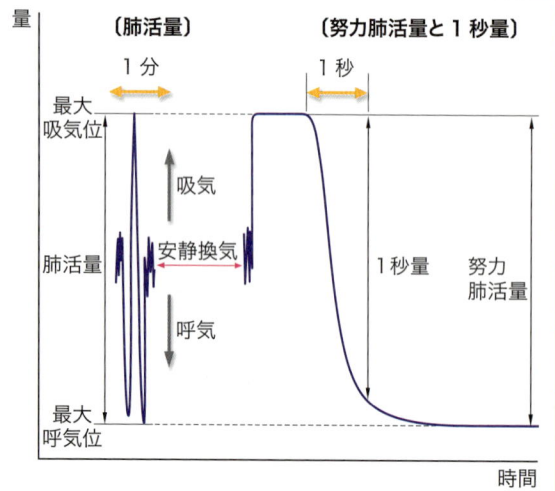

VC（肺活量）	成人男子 3000～4000mL 成人女子 2500～3500mL	最大吸気後、最大呼気位まですべて吐き出した空気の量
%VC（%肺活量）	80%以上	「肺活量測定値÷予測肺活量）×100%」で算出 性、年齢、身長が同じ健常人の値に対する割合
FVC（努力肺活量）		最大吸気後、一気に呼出し、1秒量などを測定
FEV₁（1秒量）	2500～4000mL	努力性呼気時の初めの1秒間での呼気量
FEV₁/FVC（1秒率）	70%以上	「（1秒量÷肺活量）×100%」で算出 呼気の吐き出しやすさ。閉塞性換気障害で低下

資料❷ NPPV関連の略語

A		
ARDS	acute respiratory distress syndrome	急性呼吸窮迫症候群
A-aDO$_2$	alveolar-arterial oxygen difference	肺胞気－動脈血酸素分圧較差
a-ADCO$_2$	arterial-alveolar carbon dioxide tension difference	動脈血－肺胞二酸化炭素分圧較差
B		
BVM	bag valve mask	バッグバルブマスク
C		
CaO$_2$	arterial oxygen content	動脈血酸素含量
CC	closing capacity	クロージングキャパシティ
COPD	chronic obstructivepulmonary disease	慢性閉塞性肺疾患
CPAP	continuous positive airway pressure	持続気道陽圧
E		
EPAP	expiratory positive airway pressure	呼気気道陽圧
E$_T$CO$_2$	end tidal CO$_2$	呼気終末二酸化炭素分圧
F		
FEV$_1$	forced expiratory volume in one second	一秒量
F$_I$O$_2$	fraction of inspired O$_2$ concentration	吸入気酸素濃度
FRC	functionalresidual copacity	機能的残気量
H		
HIP	high inspiratory pressure	吸気圧上限
Hi Rate	High Rate	呼吸回数上限
Hi V$_T$	High Tidal Volume	一回換気量上限
I		
I/E ratio	inspiratory time / expiratory time ratio	吸気時間・呼気時間比
IPAP	inspiratory positive airway pressure	吸気気道陽圧
IPPV	inv asiv e positiv epressure ventilation	侵襲的陽圧換気
IRV	inspiratory reserve volume	予備吸気量
L		
LIP	Low Inspiratory Pressure	吸気圧下限
LIP T	Low Inspiratory Pressure Delay Time	低分時換気量遅延時間
Lo Rate	Low Rate Alarm	呼吸回数下限
Lo V̇$_E$	Low Minute Ventilation	分時換気量下限
Lo V$_T$	Low Tidal Volume	一回換気量下限
M		
maxPS	maximal pressure support	IPAP最高圧
minPS	minimum pressure support	IPAP最低圧

資料 125

N		
NIV	noninvasive intermittent ventilation	非侵襲的人工呼吸
NPPV	noninvasive positive pressure ventilation	非侵襲的陽圧換気
O		
OSAS	obstructive sleep apnea syndrome	閉塞性睡眠時無呼吸症候群
P		
P/F ratio	(PaO_2/FIO_2) ratio	酸素化係数
P_ACO_2	alveolar carbon dioxide tension	肺胞気二酸化炭素分圧
$PaCO_2$	arterial CO_2 pressure	動脈血二酸化炭素分圧
P_AO_2	partial pressure of oxygen in alveoli	肺胞気酸素分圧
PaO_2	arterial oxygenpartial pressure	動脈血酸素分圧
PCO_2	partial pressure of carbon dioxide	二酸化炭素分圧
PEEP	positive endexpiratory pressure	呼気終末陽圧換気
PIP	peak inspiratory pressure	最高気道内圧
PIO_2	partial pressure of inspiratory oxygen	吸入気酸素分圧
PO_2	partial pressure of oxygen	酸素分圧
Pt.Trig	Patient-triggered breaths	自発呼吸をトリガーした換気の%
R		
RASS	Richmond Agitation-Sedation Scale	リッチモンド動揺鎮静尺度
RTD	restrictive thoracic disease	拘束性胸郭疾患
S		
SAS	sleep apnea syndrome	睡眠時無呼吸症候群
SaO_2	arterial O_2 saturation	動脈血酸素飽和度
SpO_2	saturation of percutaneous oxygen	経皮的酸素飽和度
$S\bar{v}O_2$	mixed venous oxygen saturation	混合静脈血酸素飽和度
T		
T_i/T_{ToT}	inspiratory time/ total respiratory time	吸気時間／呼吸時間
Tot.Leak	Estimated total leak	リーク
V		
$\dot{V}_A/\dot{Q}$ ratio	ventilation perfusion ratio	換気血流比
VAP	ventilatorassociated pneumonia	人工呼吸器関連肺炎
VC	vital capacity	肺活量
$\dot{V}_E$	expiratory minute volume	分時換気量
$\dot{V}_T$	tidal volume	一回換気量

資料❸ NPPV関連の主な用語

あ

一回換気量（V_T）
一回の呼吸で吸う量。正常では7～9mL/kg（約500mL）。

一回換気量下限（Lo V_T）アラーム
肺コンプライアンスの低下、リークの増加、呼吸器回路接続の外れ・ゆるみ・破損、低すぎる吸気圧設定、高すぎるアラーム設定時に鳴る。

一回換気量上限（Hi V_T）アラーム
モードや設定が患者の状態と合っていない、低すぎるアラーム設定時に鳴る。

意図的リーク（intentional leak）
インテンショナルリークともいう。呼気排出孔（呼気ポート）から、回路やマスク内に貯留した呼気に含まれるCO_2を排気するためのリーク。

ウィーニング
人工呼吸器による呼吸管理から離脱し、自然呼吸になる過程。

ウォータートラップ
呼吸回路内に結露した水を溜める部分。「下向き」「患者と人工呼吸器の高さより必ず下」に設置。

エアトラッピング（air trapping）
呼気を吐き出せず、肺胞内に空気が溜まった状態。慢性的な気道閉塞状態であるCOPD増悪期に感染などが加わり、分泌物の増加・気管支の攣縮が生じて気道閉塞が進行して生じる。

オートトリガー（auto trigger）
結露などにより気道内圧や回路内流速が変化し、呼吸器が患者の自発呼吸を誤感知すること。

か

換気血流比（$\dot{V}_A/\dot{Q}$ ratio）
各肺胞における換気（$\dot{V}_A$）と血流（$\dot{Q}$）ので、ガス交換の効率を表す（肺全体ではおよそ$\dot{V}_A/\dot{Q}=0.8$）。

気道内圧
気道内にかかる圧。吸気圧、一回換気量、吸気流速、PEEP、気道抵抗などによって左右される。

機能的残気量（FRC）
正常の一回換気量の最終点における肺内および気道内の空気量。

吸気圧下限（LIP）アラーム
モードや設定が患者の状態と合っていない、アラーム設定が低すぎるときに鳴る。

吸気圧上限（HIP）アラーム
気道分泌物・体位による気道の閉塞、呼吸器回路の屈曲・閉塞、低すぎるアラーム設定時に鳴る。

吸気時間・呼気時間比（I/E ratio）
吸気呼気時間比吸気時間と呼気時間の比。正常では吸気：呼気＝1：2で、呼気時間のほうが長い。

吸気時間／呼吸時間（T_I/T_{TOT}）
呼吸時間のうち吸気時間が占める割合。

吸気時陽圧（IPAP）
吸気時に付加する圧力。

吸気相
人工呼吸器から肺へガスを送り出している相。

吸気流速
呼吸器が一定時間内にガスを送り出す速度。

急性呼吸窮迫症候群（ARDS）
敗血症や重症肺炎、胸部外傷などの重症患者、人工呼吸管理の患者に突然起こる急性肺損傷により、重篤な低酸素血症をきたす症候群。

吸入気酸素濃度（F_IO_2）
酸素療法で、実際に吸入された酸素の濃度。100％酸素の場合はF_IO_2　1.0となる。

グラフィック
患者の呼吸状態を波形で示すもの。波形の形から、病態や状態を評価することができる。

経皮的酸素飽和度（SpO_2）
パルスオキシメーターで経皮的に測定した動脈血酸素飽和度。

拘束性胸郭疾患（RTD）
胸郭が硬いため、大きく呼吸できない疾患。肺結核、脊髄後側弯症など。

呼気気道陽圧（EPAP）
呼気時に付加する圧力。

呼気終末陽圧換気（PEEP）
人工呼吸器の補助機能。呼気終了時に気道内圧がゼロにならないよう、肺胞内に一定の圧（陽圧）をかけるもの。

呼気相
患者の肺と胸郭の弾性や気道抵抗により、ガスを呼出させる相。

呼吸回数下限（Lo Rate）アラーム
患者の自発呼吸減弱・停止、呼吸器回路接続の外れ・ゆるみ・破損、アラーム設定が高すぎるときに鳴る。

呼吸回数上限（Hi Rate）アラーム
呼吸状態悪化・発熱などによる呼吸数の増加、リークを患者の吸気と誤って判断してしまう（患者が吸気をしていないのに機器がIPAPを開始する）、低すぎるアラーム設定時などに鳴る。

呼吸筋
肺を動かす多数の筋肉(横隔膜、肋間筋など)の総称。吸気と呼気で使用する筋肉は分かれている。

呼吸仕事量
呼吸をするときに肺と胸郭に生じる機械的仕事量。
呼吸性アシドーシス
呼吸不全により二酸化炭素が過剰に蓄積することで、体内(動脈血pH)が酸性に傾いた状態。

呼吸性アルカローシス
換気量の増大により二酸化炭素の排出が増加し、体内(動脈血pH)がアルカリ性に傾いた状態。

コンプライアンス
肺・肺胞の膨らみやすさの程度を示す指標。コンプライアンスが悪いとは、肺が硬く膨らみにくい状態を示す。

さ

最高気道内圧(PIP)
人工呼吸中に気道内にかかる最も高い圧のこと。

サポート圧
IPAPとEPAPの差。プレッシャーサポート圧、サポートプレッシャーなどともいう。

酸素化係数(P/F ratio、oxygen index)
動脈血酸素分圧(PaO_2)と吸入気酸素濃度(FiO_2)の比。$PaO_2 \div FiO_2$で算出される。肺の酸素化能を評価する方法。基準値は400以上。

死腔
ガス交換に関与できない肺または上気道の空間。解剖学的死腔(肺胞以外の部分)と、生理学的死腔(血流のない肺胞部分)の2種類がある。

持続気道陽圧(CPAP)
吸気・呼気とも、一定の圧力をかけるモード。虚脱しやすい気道や肺胞を常に陽圧で維持する。

自発呼吸
人工呼吸や補助換気によらず、すべての呼吸の過程(リズム、時間、タイミングなど)を患者自身が決定する呼吸。

ジャクソンリース
非自己膨張型の用手人工呼吸用バッグ。大気との開通がないため100%酸素投与が可能だが、酸素供給源がないと使用できない。

シャント
肺胞でのガス交換に関与しない血流のこと。無気肺などの状態を示す。シャントが多ければ多いほど、酸素化能が低下する。

縦隔気腫
肺・気管・気管支損傷などが原因で漏れた空気が、縦隔に貯留した状態。

侵襲的陽圧換気(IPPV)
人工気道(気管挿管や気管切開)を用いて行う陽圧換気。

人工呼吸器関連肺炎(VAP)
人工呼吸を開始して48時間以降に、新しく発症する肺炎。

睡眠時無呼吸症候群(SAS)
夜間に無呼吸と睡眠障害を繰り返した結果、日中傾眠など種々の症状を呈する睡眠呼吸障害の総称。

た

中枢性睡眠時無呼吸症候群(CSAS)
呼吸中枢の機能異常が原因の睡眠時無呼吸症候群

低分時換気量遅延時間(LIP T)アラーム
肺コンプライアンスの低下、リークの増加、呼吸器回路接続の外れ・ゆるみ・破損、低すぎる吸気圧設定、高すぎるアラーム設定時に鳴る。

動脈血酸素分圧(PaO_2)
血液中に、どれくらい酸素が溶け込んでいるかを示す指標。肺の血液酸素化能力を示す。

動脈血酸素飽和度(SaO_2)
ヘモグロビンの分子に、どれくらい酸素が結合しているかを示す指標。

動脈血二酸化炭素分圧($PaCO_2$)
血液中に、どれくらい二酸化炭素が溶け込んでいるかを示す指標。肺の換気機能の指標となる。

トリガー
患者の吸気努力を機械が検知する感度のこと。

な

内因性PEEP
エアトラッピングによって肺が過膨張となり、呼気終末でも肺内に陽圧が残った状態。呼吸困難、呼吸仕事量の増加、呼吸筋疲労による換気量低下の原因となる。オートピープともいう。

は

肺胞気酸素分圧(P_AO_2)
肺胞内の酸素量を分圧で示したもの。

肺胞気二酸化炭素分圧(P_ACO_2)
肺胞内の二酸化炭素量を分圧で示したもの。

バックアップ換気
無呼吸時間が経過すると、自動的にあらかじめ決められた条件で強制換気を行う安全機構。

バッグバルブマスク
用手人工呼吸用バッグ(アンビューバッグは代表的な商品名)。自己膨張型のバッグと一方弁、鼻と口を覆うマスクからなる。酸素供給源がなくても人工呼吸ができる。

ピローマスク
シリコン製鼻ピローを直接鼻腔に差し込むタイプのマスク。鼻周囲の皮膚トラブルが少なく、圧迫感もない反面、鼻腔入口の乾燥と粘膜の炎症が起こりやすい。

ファイティング
人工呼吸と自発呼吸が合わない状態。

肺胞換気量
換気量－生理学的死腔（約150mL）。

皮下気腫
肺・気管・気管支損傷などが原因で漏れた空気が、皮下組織に貯留した状態。

非意図的リーク（unintentional leak）
アンインテンショナルリークともいう。マスク上部へのリーク（すみやかな補正が必要）、マスクから頬へのリーク（60L/分まで許容範囲）など。

分時換気量下限（Lo $\dot{V}_E$）アラーム
肺コンプライアンスの低下、リークの増加、呼吸器回路接続の外れ・ゆるみ・破損、吸気圧設定が低すぎる、アラーム設定が高すぎるときに鳴る。

閉塞性睡眠時無呼吸症候群（OSAS）
気道閉塞が原因の睡眠時無呼吸症候群

ま

慢性呼吸不全
$PaO_2 < 60$ Torr または $PaCO_2 > 45$ Torr が1か月以上持続するもの。

慢性閉塞性肺疾患（COPD）
喫煙など有毒な粒子やガスの吸入によって生じた肺の炎症により、進行性の気流制限を呈する疾患。肺気腫、慢性気管支炎が含まれる。

目標肺胞換気量
1分間に肺胞などでガス交換に関与したガスの量。

ら

ライズタイム
吸気開始から設定IPAP圧まで達するのに要する時間。

ランプ機能
設定した時間で、設定された吸気圧やCPAP値まで徐々に圧力を増加させていく機能。

リーク
空気の漏れ。NPPVの場合、マスクの隙間や呼気ポートから必ずリークが生じる。意図的リーク（呼気ポートからの排出）と非意図的リーク（マスクフィッティングで調整が必要）がある。

リクルートメント手技
短時間に肺を高圧で加圧あるいは換気し、虚脱した肺胞を開く方法。

欧文その他

AVAPS
S/Tモードで作動し、さらに設定した目標一回換気量を補償できるようにIPAP（吸気圧）を自動的に変化させるモード。

Auto Track Sensitivity
意図しないリークを認識して補正し、リークがある場合の最適な動作を保持するように、トリガーおよびサイクルを自動的に調整する機能。

C-Flex
CPAP使用中の患者の違和感を緩和させる機能。呼気開始時に圧を軽減し、呼気終了前に設定されたCPAP圧に戻すもの

intentional leak
→意図的リーク（p.127参照）

Low Battery Alarm
バッテリー残量15分を示すアラーム。

maxPS（IPAP最高圧）
吸気時にサポートする最高圧力。AVAPSモードで使用

minPS（IPAP最低圧）
吸気時にサポートする最低圧力。AVAPSモードで使用。

RASS（リッチモンド動揺鎮静尺度）
日本呼吸療法医学会のガイドラインで推奨されている鎮静評価スケール。

S（spontaneous）
自発呼吸のみIPAP圧で補助するモード。

S/T（spontaneous/timed）
自発呼吸をIPAP圧で補助するが、一定時間自発呼吸がない場合にはバックアップ換気で補助するモード。

T（timed）
設定した呼吸数だけIPAP圧で補助するモード。

Tot.Leak
推定される総リーク量。

Pt.Leak
患者からのリーク量

unintentional leak
→非意図的リーク（p.129参照）

Ⅰ型呼吸不全
PaO_2が60Torr以下で、$PaCO_2$（動脈血二酸化炭素分圧）が45Torrを超えないもの。酸素化障害が生じる。

Ⅱ型呼吸不全
PaO_2が60Torr以下で、$PaCO_2$が45Torrを超えたもの。酸素化障害に加えて換気障害が生じる。

索引

和文

あ

圧・流量関連の合併症	85
圧損傷	77,82
圧チューブ	18,20,68
圧波形	24,25,26,53
圧フィルター	18,20
圧力制御弁	7
アラーム	73
───作動時	28
───設定	72
───設定画面	25
───対応	74
───メッセージ表示箇所	26
安静臥床に伴う合併症	87
安全弁	67,97

い

胃管	84
息切れ	91
息苦しさ	117
息の苦しい程度表	78
意識障害	8,80
意識レベル	33,80
異臭	65
異常音	65
一回換気量	24,25,76
───下限アラーム	25,73
───上限アラーム	25,73
一般電源	65
意図的リーク	38,54,71
イレウス	86
インターフェイス	100
インフォームドコンセント	33

う

ウィスパースィベル呼気ポート	21
ウォータートラップ	18,20,67,102
うっ血除去薬	85
うっ血性心不全	9
運動耐容能	91
運動療法	91

え

エアクッション	38
液体酸素	102
エスアイエイド®	83

お

オーバーシュート	58
嘔吐	34,39,79
悪心	79

か

開口	101
潰瘍	83
回路からのリーク	95
回路交換	95
回路周辺の確認	66
会話	35,39
加温加湿器	18,20,93,102,113,120
───の設定	67
───の操作	112
加温加湿チャンバー	16,18,20
下肢筋力の維持	90
加湿水	118
下肢の筋力トレーニング	91
過剰加湿	67
過剰なEPAP	56
過剰な運動負荷	89
過剰なリーク	54,56
下側肺障害	78
カテーテル類の事故抜去	90
換気パターン	25
換気モード	44,70,103
緩下薬	86
看護サマリー	113
患者数値	75
患者データ（実測値）	24
感染	67,117
───症	3
乾燥	54,85,119
───感	67,101
咳嗽反射抑制	80
合併症	38,82
画面の見方	24
眼球の乾燥・充血	39
含嗽	85

き

気管支拡張薬	40,92
気管支喘息	10
───の重積発作	92
気管挿管	9,10,14,29,65,80
───への同意	33
機器からの送気口	7,96
機器トラブル時	65

機器の設置	17
機器への吸気口	96
機器本体の異常	65
気胸	87
起床時の頭痛	106
気道確保	5,8,92
気道狭窄	10,92
気道閉塞	95,103
機能的残気量	45,58
吸引	87
───の準備	14
吸気圧下限アラーム	25,73
吸気圧下限持続時間	25
吸気圧上限アラーム	25,73
吸気口	6
吸気時間 / 呼吸時間	24
吸気努力	56,78
吸気フィルター	96
吸気不足	55
吸気ポーズ	77
救急カート	14,29
休止期	77
急性Ⅰ型呼吸不全	4
急性呼吸不全	4,28
急性Ⅱ型呼吸不全	4
吸入	92
吸入気酸素濃度	102
胸郭コンプライアンス	58
胸郭の動き	77
胸腔内圧の上昇	87
胸鎖乳突筋	78
強制換気	53
恐怖感	84
拒否	33
緊急時	65,114
緊急対応	27
緊張性気胸	77
義歯	38

く

空気の漏れ	86
口鼻マスク	34,101
グラフィック	44
───波形	52
───モニター	2,6,25,101

け

血圧変動	79
血液ガス	27,33,39,106,110
結膜炎	122
結露	67,86,102,120

こ

降圧症状	89
抗うつ薬	120
口渇	118
───感	93
口腔ケア	85,87,93
口腔内乾燥	85,93
口呼吸	53,101
拘束性換気障害	106
拘束性胸郭疾患	58
喉頭鏡	14
高二酸化炭素血症	4,56,80,102
高濃度酸素	14
興奮	80
高齢者	120
呼気抵抗感	51
呼気ポート	18,20,38,76
───テスト	19,22
───の設定	21,71
呼吸音の減弱	87
呼吸音の左右差	78
呼吸介助	40
呼吸回数	77,89
───下限アラーム	25,73
───上限アラーム	25,73
呼吸回路	18,20,23
呼吸筋疲労	9,58,91
呼吸困難	4,9,33,40
───感	56,78,89,91,106
呼吸サイクル	77
呼吸仕事量	8,56,58
呼吸状態	10,95
───の観察	77
呼吸性アシドーシス	8,56
呼吸の4時相	77
呼吸のリズム	77
呼吸パターン	33
呼吸不全	4,39,45,106
呼吸抑制	80
呼吸音	78
鼓膜の損傷	85
コミュニケーション	90,119
コンプライアンス	50
誤嚥	34,79
───性肺炎	87,93,118

さ

災害時	65,114,123
最高IPAP	104
最高気道内圧	24
最小吸気時間	58
最大吸気時間	58

最低IPAP	104
左心機能低下	9
作動停止	94
サポートアーム	37
―――の調整	87
サポート圧	44,104
酸素化	39
酸素供給圧低下アラーム	96
酸素供給装置	102
酸素添加ポート	102
酸素投与	4,40,102
酸素濃縮器	102
酸素の接続	112
酸素配管	14,65,96
―――への接続	65
酸素ボンベ	96
在宅NPPV	51,100,106
―――導入	108
―――導入チェックリスト	109
在宅生活に向けた調整	113

し

死腔換気	58
視診	87
システムエラー	95
室内加湿器	120
社会資源	113
斜角筋	78
修正ボルグスケール	78
瞬時特別非常電源	14,65
消化器症状	79
初期評価	33,39
触診	87
シリコンカプラ	16,27
神経筋疾患	106
心原性肺水腫	3,9,45
心電図	27
心拍出量減少	79,87
心肺停止	5
心拍数増加	79
心不全	4,40
自覚症状	10,110
持続気道陽圧	45
実測値	24,26,76
実測リーク量	76
自動給水式の加温加湿チャンバー	67
自発呼吸	33,49,53,77
―――の低下	93
―――のトリガー状況	52
蛇管	18
ジャクソンリース	14,64
従圧式調節換気	49
縦隔気腫	87

重症敗血症	10
循環動態	79,89
除圧	84
上気道の乾燥	39
静脈還流量減少	79
人工呼吸器	14
―――関連肺炎	3
睡眠障害	103
睡眠時無呼吸障害	2
睡眠時無呼吸症候群	103
ステロイド	40,83
ストラップ	27,36,111
ストレス	80
頭重感	106

せ

生態情報モニター	14
脊椎後側弯症	58
設定圧	67,85
設定タブ	25
設定の確認	69
セルフテスト	23
せん妄	80
舌根沈下	80
全身状態の悪化	91
喘息	9,40,56
全肺気量	58
前負荷軽減	9

そ

挿管/気切チューブ	21
相対的な除外基準	5
装着拒否	107

た

体位管理	92
体重減少	122
タコ足配線	17,65,94
多職種チーム	107
多職種連携	41
多臓器不全	10
痰	34,67,92
炭酸カルシウムの結晶	118
端座位	90

ち

チェックリスト	62,108
窒息	5
中性洗剤	112
注射水	16
腸音	86
聴診	78,87
腸蠕動音	79

チンストラップ	35,101,120
鎮静	39,80
──深度	80
──スケール	80
──薬	80,83
鎮痛・鎮静	3
沈殿物	118

て

低換気	103
低血圧	87
低コンプライアンス	58
低酸素血症	4,10,91,102
低酸素状態	79
停電時	114
低分時換気量下限アラーム	93
低分時換気量遅延時間アラーム	73
転倒防止	88
ディスポーザブル回路	18
ディスポーザブル呼気ポート	21
ディスポーザブルタイプのマスク	97
デクスメデトミジン	39,80
デュオアクティブ®ET	83
電源	17,94

と

トータルフェイスマスク	35,84
頭頸部のポジション	8
トラブルシューティング	94
トリガー	52
───不良	56
導入テクニック	39
導入前の説明	108
努力呼吸	78
努力性の浅い頻呼吸	56
呑気	79,101,104,121

な

内因性PEEP	8,10,56

に

ニキビ様皮疹	85
二酸化炭素の貯留	9,33,39
二段呼吸	58
日中・夜間の装着	110
日中の傾眠傾向	106

ね

ネーザルマスク	35
ねじれ	67
粘膜線毛運動	67
のどの痛み	120

は

肺炎	10
肺活量	58
配管への接続	17
肺外性ARDS	10
肺結核後遺症	58,106
肺水腫	9
排痰援助	92
ハイドロサイト®	83
肺内性ARDS	10
背部の呼吸音	78
排便コントロール	86
排便状態	86
肺胞換気量	104
廃用性の筋力低下	89
破損	67,95
鼻・口への刺激	83
鼻詰まり	101
鼻のうっ血	85
鼻マスク	35,83,101,120
速く浅い呼吸パターン	58
反射の低下	3
バイタルサイン	90
バクテリアフィルター	7,16,18,20,23
───の交換	68
バッグバルブマスク	14,65,94
バッテリー	94,100,114,123
パニック	33,107
パラメーター画面	24

ひ

非意図的リーク	38,76
皮下気腫	87
日陰干し	116
非侵襲的陽圧換気	2
非常用電源	14,65,92
非常用バッグ	92
皮膚損傷	38,67
皮膚トラブル	79,119,122
皮膚の観察	79
皮膚の紅斑	83
皮膚保護材	38,83
頻呼吸	9,56
頻脈	79
鼻根部潰瘍	85
鼻粘膜の浮腫	85
鼻閉感	85
ピークフロー	7
ピローマスク	35,101
ピンインデックスアダプター	65

ふ

ファイティング	55
不安	80,108
フィルター	7,102,113,117
────交換	96,113
────清掃	113
フェイスマスク	34,83,120
不穏	80
不快感	33,55,79,83,110
腹横筋	78
副雑音	78
腹斜筋	78
腹直筋	78
副鼻腔・耳の痛み	85
腹部膨満	33,86,119
────感	39,79,101,104,123
────感スケール	79
フロー波形	24,26,53
分時換気量	24,76
────下限アラーム	25,73,93
ブロワー	6
プラトー呼気バルブ	21
プレセデックス®	39,80
プロキシマルライン	68
プロポフォール	80

へ

閉所恐怖症	84
閉塞性睡眠時無呼吸症候群	2,103
閉塞性肺疾患	54
ヘッドギア	34,121
部屋の確認	14
β吸入薬	40
ベッドサイドモニター	65

ほ

訪問看護導入	113
歩行訓練	90
保湿	93
補助呼吸筋	78
発赤	79,83
本体周囲の確認	64
ボリューム波形	24,45
ボンベ残量低下	96
ポータブルトイレ	90

ま

マスク	27,101,112
────からの漏れ	54
────から頬へのリーク	38
────クッション	115,122
────上部へのリーク	38
────選択	34
────トラブル	95,97
────による圧迫部位	83
────の固定	41,83
────のサイズ	83
────の種類	34,71,83
────の着脱	111
────の不快感	83
────フィッティング	33,36,41,54,56,76,122
────リーク	119,122
慢性呼吸器疾患	91
慢性呼吸不全	51,106
慢性Ⅱ型呼吸不全	4
慢性閉塞性肺疾患	106

み

ミストリガー	56
水の貯留	53,67
ミダゾラム	80

む

ムーンフェイス	83
無気肺	78
胸苦しさ	40

め

滅菌精製水	113,118
眼への刺激	86
免疫不全	3,10

も

モード画面	24
モード別観察項目	70
目標肺胞換気量	104
モチベーションの低下	91
モニタリング	75
────画面	24
漏れ	86

や

夜間就寝時の装着	110
薬物療法	10

ゆ

ゆるみ	67,95

よ

陽圧換気	87
陽圧式人工呼吸器	2
陽圧による合併症	39
用手換気	14,93
用手蘇生具	65,92

ら

ライズタイム　　　　　　　　　　　　55,58

り

リーク　　　　　7,24,38,53,54,67,95,101
　　　──記号　　　　　　　　　　　21
　　　──バルブ　　　　　　　　　　23
　　　──補正機能　　　　　　　　　54
　　　──量　　　　　　　　37,67,76,86
リクルートメント効果　　　　　　　　10
離床　　　　　　　　　　　　　　　　89
利尿薬　　　　　　　　　　　　　　120
リハビリテーション　　　　　　　　　89
リユーザブルタイプのマスク　　　　　97
リユース回路　　　　　　　　　　　　20

ろ

肋間筋　　　　　　　　　　　　　　　78

欧文その他

ADL　　　　　　　　　　　　　　3,89
air trapping　　　　　　　　　　　8,56
ARDS　　　　　　　　　　　　　　10
AVAPSモード　　　　　　　　50,70,103
AVAPS-AEモード　　　　　　　　　103
Apneaアラーム　　　　　　　　　　73
Auto Track Sensitivity　　　　　　　52
BiPAP S/T 30　　　　　　　　　　　2
BiPAP Vision　　　　　　　2,6,18,24,52
C-Flex機能　　　　　　　　　　51,70
COPD　　　　　　　　2,8,40,56,103,106
　　　──急性増悪　　　　　　　　3,92
　　　──増悪期　　　　　　　　　56
CPAP　　　　　　　　　9,33,40,45,70
　　　──モード　　　　　9,51,103,107
Carina　　　　　　　　　　　　6,23,26
Comfort Gel Blue　　　　　　　　　34
────────ネーザルマスク　　35
Comfort Full　　　　　　　　　　　34
EPAP　　　　　　　　　　24,44,70,103
F_IO_2　　　　　　　　　　　　　96
HIP　　　　　　　　　　　　　　　73
Hi MV　　　　　　　　　　　　　　73
Hi Rate　　　　　　　　　　　　　73
Hi V_T　　　　　　　　　　　　　73
I-Time　　　　　　　　　　　　　　70
intentional leak　　　　　　　　　　38
IPAP　　　　　　　　　　24,44,70,103
IPAPmax　　　　　　　　　　　　58
IPAPmin　　　　　　　　　　　　58
iVAPSモード　　　　　　　　　　104
LIP　　　　　　　　　　　　　25,73

LIP T　　　　　　　　　　　　25,73
Lo MV　　　　　　　　　　　　25,73
Lo Rate　　　　　　　　　　　25,73
Lo $\dot{V}_E$　　　　　　　　　　　25,73
Lo V_T　　　　　　　　　　　25,73
Low Battery Alarm　　　　　　　　73
maxPS　　　　　　　　　　　　104
minPS　　　　　　　　　　　　 104
Max P　　　　　　　　　　　　　70
Min P　　　　　　　　　　　　　 70
NPPV適応除外　　　　　　　　　　5
NPPVの必要物品　　　　　　　　 16
NPPV関連物品　　　　　　　　27,112
NPPV継続困難　　　　　　　　　119
NPPV実施　　　　　　　　　　　61
NPPV準備　　　　　　　　　　　13
NPPV設定　　　　　　　　　　　43
NPPV装着下での呼吸介助　　　　　40
NPPV同調不良　　　　　　　　　119
NPPV導入　　　　　　　　　　　31
　　　──基準　　　　　　　　　　4
NPPVのしくみ　　　　　　　　　　6
NPPVの自己管理　　　　　　　　110
O_2　　　　　　　　　　　　　70,71
O_2 Flow　　　　　　　　　　　　96
OSAS　　　　　　　　　　　　　103
PCVモード　　　　　　　　49,55,58,71
PEEP　　　　　　　　　　　　　45
PS　　　　　　　　　　　　　　104
$PaCO_2$　　　　　　　　　　　8,33,56
PerforMax　　　　　　　　　　21,35
PerformaTrak　　　　　　　　21,34,85
rapid shallow breathing　　　　　　 56
RASS　　　　　　　　　　　　　80
Ramp機能　　　　　　　　　39,51,71
Rate　　　　　　　　　　　　　　70
Rise　　　　　　　　　　　　　　70
S/Tモード　　　　　　33,48,56,58,70,103
SpO_2モニター　　　　　　　　　　27
Sモード　　　　　　　　　　　46,103
T_I/T_{TOT}　　　　　　　　　　　　25
Tモード　　　　　　　　　　47,58,103
unintentional leak　　　　　　　　 38
V60　　　　　　　　　　　6,20,25,53,71
V_T　　　　　　　　　　　　　　70
Y字管　　　　　　　　　　　　　65
Ⅰ型呼吸不全　　　　　　　　　45,106
Ⅱ型呼吸不全　　　　　　　　　56,106
30度ギャッジアップ　　　　　　　92
Δ　　　　　　　　　　　　　　　71

誰でもわかるNPPV

2014年7月23日　第1版第1刷発行	編　集　濱本　実也
2022年4月10日　第1版第8刷発行	発行者　有賀　洋文
	発行所　株式会社 照林社
	〒112-0002
	東京都文京区小石川2丁目3-23
	電　話　03-3815-4921（編集）
	03-5689-7377（営業）
	http://www.shorinsha.co.jp/
印刷所	共同印刷株式会社

- 本書に掲載された著作物（記事・写真・イラスト等）の翻訳・複写・転載・データベースへの取り込み、および送信に関する許諾権は、照林社が保有します。
- 本書の無断複写は、著作権法上での例外を除き禁じられています。本書を複写される場合は、事前に許諾を受けてください。また、本書をスキャンしてPDF化するなどの電子化は、私的使用に限り著作権法上認められていますが、代行業者等の第三者による電子データ化および書籍化は、いかなる場合も認められていません。
- 万一、落丁・乱丁などの不良品がございましたら、「制作部」あてにお送りください。送料小社負担にて良品とお取り替えいたします（制作部　☎0120-87-1174）。

検印省略（定価はカバーに表示してあります）
ISBN978-4-7965-2328-8
©Miya Hamamoto/2014/Printed in Japan